Erst frisst sie dich auf – dann kotzt sie dich aus

Janina Michl

Erst frisst sie dich auf – dann kotzt sie dich aus

Janina Michl

WAGNER VERLAG®
www.wagner-verlag.de

Ein Buch aus dem WAGNER VERLAG

Korrektorat: Sigrid Ott
Umschlaggestaltung: Wagner Verlag GmbH

1. Auflage

ISBN: 978-3-86279-143-9

Bibliografische Information der Deutschen Nationalbibliothek:
Die Deutsche Nationalbibliothek verzeichnet diese Publikation in der Deutschen Nationalbibliografie; detaillierte bibliografische Daten sind im Internet über http://dnb.d-nb.de abrufbar.

Schreiben Sie? Wir suchen Autoren, die gelesen werden wollen.

Über dieses Buch können Sie auf unserer Seite www.wagner-verlag.de mehr erfahren!
www.podbuch.de
www.buecher.tv
www.buch-bestellen.de
www.wagner-verlag.de/presse.php
www.facebook.com/WagnerVerlag
Wir twittern … www.twitter.com/wagnerverlag

Druck: dbusiness.de gmbh · 10409 Berlin

Kapitel 1

Irrsinn.

Ich suche mich
in den Unzulänglichkeiten dieser Welt
finde ich mich wieder.

Jeden Tag in die Schule zu gehen ist der pure Wahnsinn. In jeglicher Hinsicht völlig irre.

Nicht nur, dass jeder Schultag praktisch eine neu eröffnete Modenschau ist und der innerliche Druck in dieser mehrerer Hundert großen Gruppe ziemlich unausweichlich erdrückend – zu schaffen macht vor allem die *Täglichkeit* dieses Wahnsinns, es gibt kaum eine Chance, sich dem zu entziehen.

Die gelangweilten Schülerhirne ernähren sich schließlich förmlich vom Klatsch und Tratsch. Auch, wenn man sich so gut wie möglich herauszuhalten versucht, kann man sich den Redereien letztlich nicht entziehen. Fressen oder gefressen werden. Der, der am lautesten schreit, bietet kaum Angriffsfläche, man könnte fast sagen: Indem man selber fleißig über andere redet, wird man selbst als Zielscheibe nicht mehr wahrgenommen. Man wird zum Bogenschützen, der fleißig austeilt, anstatt zum Opfer, das ständig einkassiert.

Je weniger man sich aktiv am Streit zur Rollenverteilung der Täter und Opfer beteiligt, desto schneller ist man auch schon in die passive Opferschublade hineingesteckt geworden und bietet stattdessen aktive Ziel- und Übungsfläche für andere.

Somit ist die Krux an der Sache schon offensichtlich geworden: Einfach raushalten aus der Dynamik, der chronisch unter- und überforderten Schülergesellschaft ist folglich nicht mehr möglich.

Wenn Raushalten nicht mehr möglich ist, bleibt nur noch aushalten. Für jemanden wie mich, der eigentlich nur seine Ruhe will, ist das natürlich mehr als nur … ätzend. *Es ist verletzend.*

Und wenn man gerade am extremen Zunehmen ist, ist es noch viel schlimmer. Einen besseren Grund zum Reden, Zeigen, blöde Kommentare machen, Auslachen und Aufhetzen gibt es unter Mädchen doch gar nicht.

Ich höre sie überall. Unterschwellige, herablassende Äußerungen – gerade so laut und so leise, dass ich sie offiziell nicht mitbekommen sollte, *aber inoffiziell gibt es doch nichts Schöneres als (m)einen verletzten Blick, wenn die spitze Bemerkung beim Opfer angekommen ist.*

Und es tut weh. Man könnte eigentlich meinen, weghören oder ignorieren könnte nicht so schwer sein und Leute, die sich diese Beleidigungen tatsächlich zu Herzen nehmen, haben einfach ein zu niedriges Selbstwertgefühl. *So einfach ist das aber nicht.*

Öffentliches, ganz bewusstes Mobbing gibt es so an sich eher weniger. Es ist unterschwellig und versteckt, man kann in den wenigsten Fällen behaupten, dass jemand offensichtlich rüde oder gemein zu einem wäre. *Die Bogenschützen halten sich bedeckt und nur der Schmerz, den die Zielscheibe verspürt, beweist, dass es eine zielgerichtete Stichelei war.*

Das noch größere Problem ist, dass es nicht zwei Stunden in der Woche sind, die man aushält. Auch nicht ein Tag. Sondern fünf. *Fünf Siebtel meiner Zeit, zehn Vierzehntel und zwanzig Achtundzwanzigstel.*

Eine dumme Bemerkung macht einen wahrlich doch nicht gleich fertig. Zwei lassen sich mit Leichtigkeit ignorieren. *Es ist niemals ein Schlag, der einen sofort auf den Boden schmeißt und vor Schmerz aufschreien lässt.*

Stattdessen hat es eher den Charakter von Seitenstechen. Ein dauerhaftes, nerviges Gepiekse. *Die Zeit* spielt die übergeordnete Rolle, die Zeit ist der Faktor, der dich letztendlich doch um den Verstand bringt. *Ständige Kleinstverletzungen machen auch mürbe.*

Und, wenn die eigene Schutzwand gelöchert ist, wie ein Schweizer Käse, reicht auch ALLES aus, um die Selbstbeherrschung verlieren zu lassen. Ob sich das nun darin äußert, dass man schreit, weint oder zurückschlägt – die Täter ernten dankbar ihren neuen Gesprächsstoff, den sie nun mit dir füllen können.

Es ist zehn vor zwölf, ganz genau. Um zehn nach zwölf klingelt es und ich habe es für heute geschafft. Noch zwanzig Minuten. Der Gedanke macht mich *fertig.* Zwanzig Minuten ist fast die Hälfte der gesamten Schulstunde. Dabei könnte es doch so wenig sein, nur zehn Minuten plus zehn Minuten. Aber zwanzig Minuten ist *die Hälfte*, wenn man bedenkt, dass Frau Chemie fünf Minuten zu spät gekommen ist. *Die Hälfte.*

Ich schaffe es einfach nicht, jetzt noch mal genauso viel still abzusitzen, wie bis hierhin schon. Davon mal abgesehen steigt die Wahrscheinlichkeit mit jeder Minute, dass ich auch noch dran genommen werde. *Ich raffe aber gar nix. Ich will es gar nicht, es interessiert mich nicht mal. Nicht mal mäßig, nicht mal kaum: einfach GAR NICHT!*

Ich fühle mich verarscht, zur selben Zeit könnte ich doch jetzt als Zeitungsverkäuferin irgendwo rumsitzen und dafür wenigstens noch sieben Euro die Stunde kassieren.

Hinter mir höre ich sie über mich tuscheln. *Ja verdammt, ich weiß selbst, dass ich gestern keine Haare mehr gewaschen habe und sie fettig sind ...*

Am liebsten würde ich mich umdrehen und sagen: *Wisst ihr, was ich stattdessen gemacht habe? Das ist noch viel spannender als über meine fettigen Haare zu reden!*

Gefühl

Viermal hab ich gekotzt, einfach so. Ja richtig, einfach so; habe davor sogar noch den Supermarkt leer geräumt, damit es sich auch richtig lohnt, wisst ihr? Ist das nicht fantastisch – das ergibt mindestens für die nächsten zwei Monate super Gesprächsinhalte.

Gerne geschehen … nee, das macht doch keine Umstände, ich bin euch bei der Wahl eurer Gesprächsthemen wirklich mit Freuden behilflich und bedanke mich ganz herzlich für die nette Aufmerksamkeit, die ihr mir schenkt. Beehrt mich sehr, danke danke!

Ich könnte kotzen.

Frau Chemie hat einen ätzenden Stimmklang. Eine tiefe männerähnliche Stimme untermalt von einem ständigen, nachfragenden: *hmmm?* Fast gesungen, geträllert. Das verursacht Kopfschmerzen. Ich beginne zu zählen, wie oft sie es in fünf Minuten hinter ihre Aussagen hinzufügt – *was entsteht denn, wenn man dem Eisen Sauerstoff hinzufügt … hmmmmmmmmmm?*

Ich sehe auf die Uhr. Noch achtzehn Minuten. Um elf Uhr siebenundfünfzig sind fünf Minuten um.

Achtzehn Minuten … das halte ich nicht aus.

Plötzlich dringt die Chemie-Stimme bis zu mir durch. Etwas lässt mich aufhören, Bruchstücke dringen zu mir herüber. *Ja, Klassenausflug … nachmittags … nein, Pflichtprogramm … ja, zusätzlich … vor ein paar Wochen ist Chemie mal ausgefallen, das wiegt sich auf … doch, sie dürfe das … nicht kommen, wäre schwänzen, das hätte Konsequenzen …*

Ich merke, wie sich Tränen in meinen Augen ansammeln. Jetzt wollen sie mir auch noch meine Freizeit klauen. Ich verbringe schon fünf Siebtel meiner Zeit hier, die Nachmittage sind knapp bemessen; ich komme manchmal erst abends um sechs Uhr nach Hause, und wenn ich tatsächlich so viel an Hausarbeit machen, wie vorgeschrieben ist und anschließend noch zusätzlich auf die Klausuren lernen würde, wären die Tage noch nicht einmal lang genug, meinen körperlichen Bedürfnissen nachzukommen, von meinen psychischen mal ganz zu schweigen.

Und jetzt wird mir von drei pseudofreien Nachmittagen in der Woche noch einer weggenommen. Und sie dürfen es auch noch. SIE DÜRFEN ES. Ich fühle mich bedrängt, eingeengt. Diese Regelung steht nirgendwo, ich kann mich trotzdem auf nichts berufen, um meine Privatsphäre zu schützen.

Was nicht passt, wird passend gemacht. Das ist so ungerecht! Fieberhaft suche ich nach Ausflüchten, lege mir schon Ausreden zurecht, höre in meinem Kopf schon die Stimme meiner Mutter, die nie und nimmer eine Entschuldigung unterschreiben würde – stattdessen eine neuerliche Predigt predigen, wie viel Freizeit ein Schüler doch hat und, dass man später auch mal ein paar Überstunden in Kauf nehmen müsse und sich nicht einfach drücken könnte. Ich weiß, dass es keine Ausflucht gibt und bevor ich den Gedanken überdenken kann, habe ich schon beschlossen: *Ich gehe einfach nicht hin.* Während die Feinheiten des Ausfluges noch besprochen werden, kralle ich mir verbissen meine Fingernägel in die Hand. Ich weiß nicht wohin mit meiner Wut. Ich finde mich kindisch und bescheuert, weil ich verzweifelt versuchen muss, meine Tränen zurückzuhalten, um nicht direkt heulend aus dem Raum zu laufen und aus der Situation zu fliehen.

Warum geht es niemand anderem so? Ich kämpfe verbittert gegen eine Flut protestierender Wut, untermalt von ein paar derben Flüchen, die mir über die Lippen gleiten wollen – und der Rest der Klasse hat sich nach einer Minute Herumgestöhne schon mit seinem Schicksal abgefunden. *Das verstehe ich nicht. Wie kann man nur so feige sein, so willenlos.*

Ich spüre, wie meine Wut zur trägen Schülerschaft wandert, weiter über die Chemie-Frau verläuft, sich auf die gesamte Schule überträgt und schließlich auf die Welt. Dann auf mich.

Zuflucht – Süßigkeiten

Auf mich und die Kotzerei und die Ausweglosigkeit, auf die immer noch dreizehn Minuten bis Stundenende, auf die nächsten hundert Schulstunden, in denen ich immer und immer wieder die Zeit abkämpfe und Minuten runterzähle und nichts als Wut empfinden kann. *Ich muss hier raus.*

Ich sitze direkt neben dem Fenster, zweiter Stock. Kann auf den Schulhof runterschauen. Kalte graue Betonplatten. Mich beschleicht das Verlangen, jetzt sofort runterspringen zu müssen. Mit den Tränen kämpfend, versuche ich dieses seltsame Bedürfnis wieder zu verdrängen, in dem ich zwanghaft versuche, mich auf etwas anderes zu konzentrieren. Es geht nicht – meine Gedanken kreisen zwar im Eiltempo durch alles, an das ich jetzt denken könnte, doch es ist nichts dabei, was nicht ebenfalls zum Heulen wäre.

Denk an nachher, gleich ist die Schule aus. *Immer noch dreizehn Minuten, ich halte es nicht aus. Morgen muss ich wieder hierher. Es ist nur ein Zeitaufschub. Es ist eh unsinnig, ich kann nicht entkommen.*

Denk an daheim, an dein Zimmer, in dem du sicher bist. *Unter dem Bett habe ich noch ein paar Sachen rumstehen, da müssten noch mindestens zwei Packungen mit Süßkram sein, die ich gestern liegen lassen konnte. Zum Glück, zum Glück … Gar nicht zum Glück! Ich will nicht kotzen, ich will gar nicht erst irgendwas in mich reinstopfen. Verdammt! Es ist doch jetzt schon wieder zu spät, ich weiß doch jetzt schon in diesem Moment, was nachher passieren wird, ich kann mir hier einreden, was ich will – ich weiß, was passieren wird, ich weiß es doch jetzt schon …*

Denk an einen Spaziergang, an Sport. *Ich will nicht spazieren gehen. Ich will nicht. Es bringt nichts. Ich will nicht.* Denk an, denk an … *Scheiße, was denke ich hier nur für eine Scheiße zusammen.*

Ich *muss* aus dem Fenster springen. Ich halte das nicht länger aus. Noch elf Minuten. Ich habe vergessen, die *hmmm's* von Frau Chemie zu zählen. MANN!

Nehme es mir für die nächsten fünf Minuten vor. Noch zweimal fünf Minuten und dann noch mal eine Minute, dann bin ich frei. Das schaffe ich nicht.

Ich muss jetzt sofort aus dem Fenster springen. ICH MUSS.

Im Sekundentakt wechsele ich die Stellen an meiner Hand, in die ich meine Fingernägel reinkralle. *Konzentrier dich darauf. Spür' dich. Du bist noch da. Alles ist gut.*

Verkrampft versuche ich ruhig zu atmen und nicht laut loszuheulen. Ich *hasse,* dass ich immer gleich heule … aber in mir ist überall WUT und ich weiß nicht, wohin damit. Mein Kopf platzt fast vor lauter Gedankenverbrechen und ich *spüre* beinahe, wie ich gleich aufstehe, den Stuhl zurückschiebe, wie ich den Fenstergriff drehe und das Fenster öffne. Ich halte schon den Fenstergriff in der Hand, kaltes Metall, das erst in meiner Hand langsam warm wird. Ich *spüre*, wie Frau Chemie mich blöde anschaut und empört fragt, was ich da denn bitteschön mache und, dass ich erst fragen müsse, wenn ich das Fenster öffnen wolle. Aber ich höre es gar nicht mehr, meine Ohren sind taub. Kalter grauer Betonboden. Reicht die Höhe, um zu sterben? *Ich will nicht sterben.*

Manchmal glaube ich wirklich die Kontrolle über mich zu verlieren, da ist keine Moral und kein Verstand mehr, der mich an mein Gewissen fesselt. Es gibt nur noch mich und mein Verlangen. Nur noch Gefühle, die in mir kochen und mich überwältigen, die sich ausdrücken in einem plötzlich aufkommenden Bedürfnis, das mich völlig einnimmt.

Die Konstellation in diesem Raum hier hämmert mir den Verstand aus dem Kopf. Die Machtverhältnisse spiegeln sich in jedem Wort wider, schon in der lokalen Verteilung der Personen fühle ich minderbemittelt, ich *sitze*, während Frau Chemie *steht.* So ist sie mehr als doppelt so groß und ich bin gezwungen nicht nur sinnbildlich *zu ihr aufzuschauen*, ich bin

weder ebenbürtig, noch habe ich ihre Rechte. Meine körperliche Größe wird mir genommen, in dem man mich wörtlich in die Knie, auf einen Stuhl, zwingt. Gerechtfertigt wird es auch noch mit *zu meinem Wohle,* schließlich *darf* ich sitzen. Das ist eine Lüge, denn ich *muss* sitzen. Ich darf mich auch nicht bewegen, mit dem Stuhl kippeln ist verboten. VERBOTEN. Die Demütigung schnürt mir den Hals zu. *Atmen, atmen.* Mein Körper macht sich mit allen Mitteln dazu bereit, gleich aufzuspringen und rauszurennen. *Oder aus dem Fenster zu springen.* Mein Puls ist hoch, meine Sinne so erdrückend scharf, obwohl ich doch lieber alles betäuben würde, überall Adrenalin in meinem Blut und der Drang mich augenblicklich zu bewegen.
Bewegen ist verboten.
Noch acht Minuten …

Es ist unnötig zu erwähnen, wie mein Nachmittag aussah. Den Weg nach Hause habe ich im Wahn doppelt so schnell wie sonst hinter mich gebracht. Das Fahrrad förmlich weggepfeffert, ein Lächeln aufgesetzt und die Familie begrüßt. Noch mit ein, zwei Sätzen die täglichen Fragen beantwortet und mein Mittagessen schon beim Zubereiten gegessen.
Drei Stunden später liege ich völlig erschöpft in meinem Bett.
Alle Bedrängnis wird wieder präsent und in meinem schwindeligen Magen macht sich schon die Angst vor morgen breit. Noch ein paar Stunden, dann kann ich mich schon wieder ins Bett zurücklegen, auf Schlaf warten und mich vom Wecker anschließend wieder herausreißen lassen. Und dann liegen etliche Stunden Gefängnis wieder vor mir. Morgen um sechs komme ich erst wieder heim. Abends. Wenn der Tag schon wieder vorbei ist.
Der Tag morgen ist verschwendet. VÖLLIG VERSCHWENDET. Ich würde so gerne jetzt einfach einschlafen und erst

übermorgen Nachmittag nach der Schule wieder aufwachen. Nein, halt – das ist ja dann der Ausflug. Dann möchte ich erst in drei Tagen wieder aufwachen. Alle Zeit dazwischen ist praktisch für den Arsch. Zwei weitere Tage meines Lebens zum in die Tonne schmeißen. Oder aus dem Fenster.

Ich fühle mich wie eine Verräterin, weil ich meine eigene Lebenszeit so verschwende.

***

„Ach jetzt komm schon, Iruka! Das wird lustig."

„Nein."

„Ja nee, alleine ist's ja auch blöd. Nu komm."

„Nein."

„Doch!"

„Nein, verdammt."

„Du bist so bescheuert, echt. Ich hab keine Lust da ohne dich hinzugehen, das macht doch keinen Spaß."

„Dann lass es doch bleiben, Mann."

„Du wirst echt noch riesigen Ärger bekommen, wenn du so weitermachst! Wir haben erst die vierte Schulwoche und du hast schon jede Woche mindestens einmal geschwänzt."

„Ist das jetzt mein Problem oder deins?", frage ich uneinsichtig und starre beleidigt auf den Boden vor meinen Füßen. Das ist typisch Mensch, jetzt soll ich dafür herhalten, dass sie auch genug Beschäftigung während des Ausflugs hat.

„Iruka, Süße. Sei doch nicht gleich zickig", versucht Maura mich per Freundinnen-Masche zu überzeugen. „*Alleine* die Jungs anzuflirten ist doch öde. Hör auf mit den Augen zu rollen, ich weiß doch, dass du auf den Benny stehst."

„Nein", mümmele ich leise zurück, hoffe, dass sie endlich die Klappe hält. „Ich komm' nicht mit, egal, was du sagst oder mir vorwirfst oder zu glauben meinst. Vergiss es, ich komm' nicht mit."

„Blöde Kuh."

„Gleichfalls."

Beide eingeschnappt folgen wir der restlichen 10a die Treppe in den zweiten Stock hinauf. Maura nervt und ich weiß, dass sie dasselbe von mir denkt und das nervt mich noch mehr. Als hätte ich nicht schon genug Ärger. Würde ich mich jetzt tatsächlich auch noch mit der Moral meiner Verbrechen beschäftigen, käme ich einerseits zu überhaupt keinerlei Ergebnis mehr und zweitens wäre mein Kopf schon längst aufgrund von gedanklicher Überlastung in zehntausend Teilchen zerborsten. Würde ich jeden einzelnen Gedankenfaden mit dem Durchmesser eines feinen Zwirns, zusammengepresst in die Form eines riesenhaften Wollknäuels, einzeln aufgliedern und im Klassenzimmer ausbreiten, wäre er von oben bis unten, von links nach rechts, von hinten nach vorne komplett ausgefüllt.

Ein Irrgarten Ideen. Ein Pfad, von dem mehrere Tausend Abzweigungen wegführen und rein in den Dschungel der Kontrolle, der Zensur, des Glaubens und des geglaubten Wissens. Ein einziges großes Missverhältnis aus grenzenloser Wut und kindlichem Leichtsinn, ein Irrationalismus, der kein Ende und keinen Anfang mehr besitzt.

„Hallooo …?! Jemand zu Hause?", reißt mich Maura per heftigem Schütteln ins Diesseits zurück, während ich mich noch hilflos aus einem Chaos von Fäden zu befreien versuche.

Wir sitzen in der hintersten Reihe, wie immer. Jacken über die Stuhllehnen gehängt, Stifte und Papier auf den Tisch geknallt, Frau Mathe steht schon im Raum, das Tor zur Freiheit ist längst verschlossen.

„Ich hasse es, dass die immer die Türen zumachen müssen", zische ich zurück und Maura sieht mich fragend an.
„Eigentlich hatte ich dich gefragt, ob wir uns heute Abend dann noch treffen wollen?", antwortet und fragt Maura in einem, die Augenbraue weit hochgezogen. Bevor ich darüber nachdenke, ob ich sie abends treffen möchte, habe ich schon abgesagt.
„War mir klar", zuckt sie die Schultern. „Und den Ausflug ins Chemielabor machst du jetzt echt nicht mit?"
Ich antworte, indem ich einfach nicht antworte. Maura versteht diese Art von Reaktion mittlerweile, auch wenn sie meine Erklärung wahrscheinlich nicht so ganz verstanden hat: *Fragen, auf die man nicht antwortet, sind rhetorische Fragen. Rhetorische Fragen sind Fragen, auf die du die Antwort längst weißt.*
Sie nickt bedächtig in meine Stille hinein und widmet ihre Aufmerksamkeit dem Unterricht. Ich schaue stattdessen schon wieder auf die Uhr.
Wenn ich im Unterricht auf die Uhr schaue, ist das, als würde ich einen gedanklichen Pfad einschlagen. Ich kenne diesen Pfad nur allzu gut und ich kann ihn nicht leiden und er endet allzu vertraut. Trotzdem laufe ich ihn jedes Mal wieder blauäugig entlang und hoffe, woanders rauszukommen. Manchmal ist es einfach der einzig greifbare Ausweg, um zu verschwinden, sich im Dschungel zu verstecken, um weder hören, noch sehen, noch denken zu müssen. Die Handlung ist so weit automatisiert, dass ich praktisch nicht mehr aktiv am Geschehen teilhaben muss, ich kenne den Nebenweg blind und in- und auswendig.
Die Mathestunde will nicht vergehen, aber das kennt man ja schon.
Maura ist weiterhin beleidigt, dass ich nicht mit zum Ausflug komme.

Meine Mutter ist nicht überrascht, dass ich pünktlich zum Mittagessen daheim bin – aus *diversen* Gründen habe ich lieber gar nicht erst erzählt, dass uns Frau Chemie unseren freien Nachmittag nehmen wird … beziehungsweise *mir* nur nehmen *wollte*.

Sie fragt mich über die Schule aus und ich werde aggressiv, weil ich das Gefühl habe, sie breitet sich über einem Thema aus, mit dem ich doch für den heutigen Tag längst abgeschlossen habe. Sie stichelt in einer Wunde rum, als würde sie sich daran ergötzen, wie ich unwillig auf meinem Platz rumrutsche, die Kalorien von einer Portion Spaghetti mit Hackfleischsoße zusammenrechne und die eine Hälfte des Tages krankhaft zu vergessen versuche. Als würde sie nicht merken, dass mir das Thema so unangenehm, wie ein Besuch beim Zahnarzt zur Wurzelbehandlung ist.

Ich verschwinde in meinem Zimmer und weine. Nach außen hin ein emotionsloser Klumpen, innen ein nervliches Wrack. Meine Mutter verschwindet zum Yoga, die Zwillinge sind noch in der Schule. Eins und eins fügen sich zusammen, die Gedanken wehren sich panisch, verloren habe ich ohnehin. Kampflos aufgegeben.

Das „Tschüss, bis später!" hallt noch in meinen Ohren nach, die zuschlagende Tür auch. Ich stecke meinen Kopf zur Zimmertür raus. Gegenüber liegt das Zimmer der Zwillinge, links ein eigenes Badezimmer – rechts die Treppe.

Schleichend wanke ich sie wieder herunter, lande im Wohn- und Esszimmer. Als müsste ich mich vor mir selbst verstecken, meine kleinere Hälfte Vernunft und Verstand, Moral und Rückgrat oben im Zimmer gelassen. Der wenigstens bedingt sozial taugliche Teil von mir darf nichts davon wissen. Geknebelt liegt er in einem Zimmer auf dem Boden, betäubt, lahmgelegt.

Hier ist kein Platz für Moral. Für Normalität. Für irgendeine Art von Sinnigkeit.
Ich tappe immer noch auf Zehenspitzen in die Küche und überlege, was ich essen könnte. Extra was kochen? Nur ein bisschen Quark essen? Brote schmieren? Einen Salat machen? Ein Eis essen?
Erschreckenderweise muss ich beim Entscheiden, was ich denn jetzt esse, feststellen, dass ich Lust auf alles und gar nichts habe. Mir fallen die ausgefallensten Gerichte ein, die ich mir zubereiten könnte. Ich könnte auch eine Pizza bestellen. Nudeln mit Soße, Spätzle machen, Rührei. Milchreis. Die restlichen Spaghetti.
Dann höre ich auf zu denken. Ich esse einfach drauf los und was mir zwischen die Finger kommt.

„Unternehmen wir jetzt noch was oder was?“
„Hmmm“, mache ich nur.
„Manno Iruka, du faule Nuss – alles klar bei … waaah, Fritzi lass das.“
Im Hintergrund höre ich ein Bellen und muss lächeln. Maura hat ihren Dalmatiner schon seit sie zehn Jahre alt ist, ich beneide sie im Stillen auch seither um ihn, aber das würde ich vor ihr wohl nie zugeben.
„Grüße an Fritzi“, murmele ich niedergeschlagen, aber Maura hat es nicht gehört, sie witzelt immer noch mit ihrem Hund herum, Geraschel und Bellen sind zu hören.
Das Telefon mit der einen Hand, ans Ohr gepresst, liege ich auf dem Wohnzimmerboden, mit der anderen Hand die Fernbedingung umklammernd, zappe ich durch die Fernsehkanäle. Ich will nicht. Es ist schon anstrengend genug, zwei Geräte mit zwei Händen anständig zu koordinieren und sie nicht zu verwechseln, mit dem linken Ohr einer Moderatorin beim

Labern zuzuhören und mit dem rechten Mauras quäkender, bettelnder Stimme zu folgen.

Ich habe nicht mal mehr die Kraft und Muse zu fragen, wie's beim Ausflug war. Mauras Betteln bestärkt mein ohnehin schon brutal veranlagtes Gewissen, das gerade damit beschäftigt ist, mein Kopfinneres mit einem Vorschlaghammer zu zertrümmern.

„Soo, bin wieder da", sagt Maura „und was ist jetzt?"

„Ich kann nich, Maura. Mir geht's grad nicht so gut", antworte ich wahrheitsgemäß.

„Wir 'ste krank oder was?"

„Vielleicht."

Fast aufgeregt lausche ich angestrengt Mauras Atem, hoffe inständig, dass sie Ruhe gibt und es dabei belässt.

„Dann mal ne gute Besserung", nuschelt sie hörbar genervt und meine Innereien führen einen stillen Freudentanz auf. Wortlos lege ich auf und nehme mir vor, ihr morgen zu sagen, dass ich das Telefon ausversehen mit der Fernbedingung verwechselt habe. Ich habe keine Kraft mehr, schiebe das Telefon von mir weg und schalte den Fernseher stumm, um meinen Gehörsinn zu schonen. Als mir sogar die bewegten Bilder zu kompliziert werden, schalte ich ihn ganz aus und liege nur noch schweigend auf dem Teppichboden.

In meinem Kopf schwirrt eine Melodie, die ich keinem Lied und keinem Filmsoundtrack zuordnen kann.

Ich weiß, dass ich was ändern muss. Ich verdränge es nur zu gerne. Und wie jeden Tag, hallt nur ein einziger Vorsatz durch jedes über- und zugleich unterzuckerte Blutgefäß meines Körpers; *Heute ist das letzte Mal, ab morgen ändere ich alles.*

Kapitel 2

Freit.Tag.

Es ist Herbst im wahrsten Sinne. Grün wird braun und fällt vom Baum. Abrüsten ist angesagt. Rückzug ins Lebkuchenhaus der Seele. Ich will den Frühling zurück. Ich hasse Herbst, hasse Winter. Zu kalt, zu grau, zu herzlos.
Jedes Jahr wiederkehrende Themen.
Die Empörung über das Jahr für Jahr frühere und intensivere Angebot an Weihnachtsgebäck, -schmuck und -zubehör in den Läden. Die endlose Thematisierung von Winterstiefeln und Winterjacken, sowie zermürbendes Beschweren über die Kälte, die in die Gebeine kriecht.
Die immer gleichen und doch *neuen* Rezepte für kalorienarme Plätzchen. Die Hetzjagd durch die Einkaufszentren kurz vor Weihnachten, auf der Suche nach Dingen, die schön aussehen aber keiner braucht.
Abrüsten ist angesagt. Die Menschen rüsten stattdessen auf. Zu viel Kitsch-Deko, jede Menge extravagante Gerichte, Schmuck und abgeholzte Bäume in den Wohnzimmern, Materialismus in seiner Ursprünglichkeit, Shopping-Wahn in Reinform.
Ich habe keine Lust dazu. Nicht dieses Jahr, nicht nächstes und nicht letztes.
Dieses extreme Aufschichten an Oberflächlichkeiten, anstatt Aufkratzen von alten Denkmustern. Scheinheiligkeit, statt Ehrlichkeit. Frieden um des Friedens willen, anstelle von aufrichtiger Auseinandersetzung.
Ich will mich verstecken, wie ein Eichhörnchen in seiner Kobel und den Winter größtenteils verschlafen.

Gibt es wirklich Menschen, die glauben, eine Tageslichtlampe wäre die Lösung für ihre mangelnde Serotoninproduktion, die sicherlich vorhanden sein muss: Schließlich fühlen sie sich in letzter Zeit so trüb und müde, voll von negativen Gedanken. Eine Tageslichtlampe lässt sich kaufen. Positive Gedanken nicht. Höchstens Anleitungen dazu.
Die zu neunzig Prozent fehlschlagen, denn auch wenn die Theorie stets dem Handeln vorausgehen sollte, heißt das noch lange nicht, dass man nur genügend Theorie ansammeln muss, bevor es sich von alleine in die Tat umsetzt.

Mein Sinnieren nimmt ein plötzliches Ende, als der Wecker klingelt. Wach war ich schon – aber schrilles Piepen ist *niemals* ein guter Start in den Tag. Ich knalle mit der flachen Hand unbarmherzig auf den oberen Weckerknopf und unterbinde somit für die nächsten acht Minuten eine erneute Hysterie von Seiten des Weckers. Bis ich mich dazu aufraffe ihn ganz auszuschalten, braucht es weitere fünf Minuten, in denen ich überlege, was ich überlegt habe.
Wie gerädert und mit pochendem Kopf schäle ich mich aus der Decke. Überbleibsel von gestern. Mein Körper versucht mir so wohl auf seine ganz eigene Art und Weise mitzuteilen, dass ich ihn vergewaltige. Ich weiß noch ganz genau, wann ich das erste Mal gekotzt habe. Ich habe es mir sogar aufgeschrieben, jedes Detail mit inbegriffen. Untendrunter stand fett: **nie wieder!**
In dem Moment hatte ich das auch tatsächlich noch geglaubt. Nie wieder. *Nie wieder* hatte leider nur genau zwei Tage gedauert. Februar war das. Jetzt ist schon Herbst.
Wie jeden Morgen laufe ich zum Schrank, suche in der Sockenkiste nach dem roten Paar Strümpfe mit einem Schlumpf drauf, ziehe die Socken auseinander und nehme einen einzel-

nen Schlüssel heraus, gehe zum Schreibtisch, schließe die unterste Schublade auf, die als Einzige mit eine Schloss versehen ist, und hole einen ausgedruckten Zettel heraus. Setze mich auf den Stuhl und lese ihn durch. Eigentlich gehe ich ihn mehr in Gedanken durch und schaue mir währenddessen die Buchstaben an, kenne ihn schließlich in- und auswendig:

Folgen von Bulimie

Durch das häufige Erbrechen kann es zu Elektrolytentgleisungen und Fehlernährung kommen.
Müdigkeit, Antriebsmangel und Konzentrationsstörungen, wie auch Herzrhythmus- und Hormonstörungen sind die Folge, so wie Haarausfall, brüchige Nägel, trockene und rissige Haut.
Die Speicheldrüsen schwellen durch das ständige Erbrechen an, sodass Bulimiker oftmals regelrechte Hamsterbacken haben.
Die Magensäure gelangt in die Speiseröhre und kann zu Sodbrennen, Verätzungen und Entzündungen führen.
Der Zahnschmelz wird angegriffen und die Entstehung von Karies begünstigt.
Die großen Mengen verschlungener Nahrungsmittel stellen eine Belastung für den Magen dar, sodass es zu chronischer Magenerweiterung bis hin zu Magenwandperforationen und -rissen kommen kann.
Die Einnahme von z. T. hoch dosierten Medikamenten ist zusätzlich stark gesundheitsschädigend und kann zu Nierenversagen oder Leberschädigung führen.
(Gekürzte & leicht abgeänderte Fassung eines Textes von der Seite vitanet.de)

Nach dem dreihundertsten Lesen ist der Zettel nicht mehr erschreckend. Obwohl ich genau das bezwecken wollte. Irgendwann verliert sich die Angst in der Verzweiflung. Sowie sich die Buchstaben *a und b* aus *abnormal* sich mit der Zeit im Nirvana verlieren. Von der Abnorm bleibt nur noch die Norm, die sich Stück für Stück im Hirn absetzt und keine Anstalten macht, sich wieder in etwas Erschreckendes zu verwandeln. Manchmal, wenn ich mich praktisch aus mir selber rauslöse, und versuche nur noch ein objektives Objekt zu sein, kann ich mir es wieder vorstellen, ansatzweise. Letztlich ist es nur ein und sehr entscheidender Aspekt, der mich von einem Krebskranken unterscheidet, der sich mit seinem Schicksal abgefunden hat und für den das nichts Neues mehr ist: *Ich habe es mir selbst ausgesucht.*

Ein erdrückendes Eingeständnis, wenn man bedenkt, dass ich doch *jederzeit* wieder *damit aufhören* könnte. Dass doch alles *perfekt* ist, würde ich das Rumgekotze nur lassen. Als Sechzehnjährige im besten Teenie-Alter auf dem Weg zum allgemeinbildenden Abitur mit schönen roten Haaren, einer guten Freundin, einer schrecklich netten Familie. Wie viele wohl zu gern mit mir tauschen würden. Verrate ich nicht alle, denen es schlechter geht als mir mit meinem Verhalten? Verachte jedes Kind aus der Dritten Welt, in dem ich ihm förmlich das Essen auf den Kopf kotze, das es selbst gut gebrauchen könnte – und zwar nicht, um es aus Spaß an der Freude wieder zu erbrechen.

Jeden Morgen derselbe Gedankenkrieg. Vorwürfe, die niemals aufhören. Auch, wenn es praktisch immer dieselben sind, werden sie nicht weniger vorwerfend, weniger erdrückend. Doch die tatsächliche Schande ist, dass ich sogar meine Selbstvorwürfe als Grund dazu nutze, es weiterhin zu tun, weil ich mich vor meiner eigenen Schmach verstecken will. Wenigstens für ein paar Momente.

Einen raschen Blick auf die Uhr werfend, stecke ich den Zettel schnell in die Schublade zurück.

Schublade abschließen, Schlüssel wieder zurück in die Socken und Socken in die Sockenkiste und Sockenkiste im Schrank verstaut. Ich stehe auf, verlasse mein Zimmer und öffne links von mir gleich die Badezimmertür. Beziehungsweise versuche ich es.
„MACH AUF!“, brülle ich genervt – schon am allzu kurzen Ende meines Geduldfadens angelangt.
„GLEICH“, brüllt es zurück. Jellys Stimme.
„Lass mich rein, ich hab’s eilig“, quengele ich weiter, Jelly ignoriert mich.
„LASS MICH REIN!“
„NEIN!“
„Jelly, du blöde Kuh, das ist nicht dein Bad!“
„Dein’s auch nicht.“
„LASS MICH JETZT REIN!“
„NEIN. Komm in zehn Minuten noch mal!“
Fluchend trete ich gegen die Tür, Jelly ignoriert mich. Mutter schreit von unten, ob wir sie denn noch alle hätten, ich ignoriere sie. Poltere die Treppe runter, durchs Wohnzimmer und in die Küche. Beschwere mich über meine bescheuerte kleine Schwester, im selben Moment wissend, dass es unnötige Energieverschwendung ist. Weil es mich nicht beruhigt, weil ich mich dabei nicht abreagiere, sondern weiter aufheize. Weil es sich anfühlt, als würde mir der Ärger meine Muskelkraft aussaugen. Ein *vampirisches* Ärgernis könnte man also sagen. Von mir bleibt nur das Häufchen Fleisch übrig, das als matschige, formlose Masse am Fußboden klebt und nicht die Kraft hat, noch was Anständiges daraus zu formen.
Wie immer mache ich mir zwei Brote zum Frühstück, die ich schon während des Schmierens aufesse. Wie fast immer werden es letztlich vier. Ich sitze am Küchentisch, schlürfe Kaba und sehe einen nach dem anderen dabei zu, was er in der

Küche macht. Mutter trinkt nur Kaffee, richtet währenddessen Vesper für alle anderen her. Vater trinkt Tee und wird sein hergerichtetes Essen im Auto auf dem Weg zur Arbeit essen. Jelly trinkt Kaffee und isst einen Apfel, betrachtet mich dabei herablassend. Jim verdrückt zwei Schüsseln Müsli, nimmt seine Zwillingsschwester am Arm und macht sich mit ihr auf den Weg zur Schule.
Während ich mich auf den Weg ins Bad mache, Haare kämme und Zähne putze, verabschieden sich nacheinander Mutter und Vater. Mein Rucksack liegt unten im Wohnzimmer und wartet auf mich. *Ich muss los.* Bevor Zweifel überhaupt erst die Chance haben aufzukommen, knalle ich die Haustüre hinter mir zu. Nachdenken ist verboten, denn sonst würde ich letztendlich doch daheimbleiben.
Heute ist der einzige Tag, an dem den ganzen Vormittag und Nachmittag über niemand daheim ist. Erst um halb sechs kommen Jelly und Jim vom Nachmittagsunterricht zurück. Jetzt ist es kurz nach sieben, bis um siebzehn Uhr wären das genau zehn Stunden Ruhe. Stille. Zeit für mich. Ungestört.
Fast panisch renne ich die Stufen ins Erdgeschoss hinunter mit der Angst im Nacken, einfach wieder umzudrehen. Ich muss zur Schule, ich *MUSS*. Ich bin gestern schon einfach daheimgeblieben, ich *kann* nicht schon wieder fehlen. Es sind heute acht Stunden … und dann komme ich heim und eine Stunde später stehen schon wieder die nervigen Zwillinge vor der Tür. Ein Tag hin oder her. Ich lern' da sowieso nichts. Vor dem Haus nestele ich ungeschickt an meinem Fahrradschloss herum.
Es geht nicht auf, es will gar nicht aufgehen, es will, dass ich da bleibe. Mit Sicherheit.
Ich kann nicht, ich darf nicht. Als das Schloss endlich offen

ist, zwinge ich mich mit einem Satz aufs Fahrrad und trete heftig in die Pedale. *Nur weg hier …*

… Fressen, um zu kotzen – oder kotzen, um zu fressen? *Das ist hier die Frage.*

Das eine bedingt auf seine Art und Weise das andere, ohne es jedoch zu erzwingen. Letztlich ist es doch wieder die Gewohnheit, die man als Antwort vorschiebt, weil man nicht mehr weiß, warum man überhaupt in dieser oder jener Form damit angefangen hat.

Ich könnte schließlich auch zwei Torten hintereinander essen, ohne sie anschließend im Klo runterzuspülen. Ich würde zunehmen, aber das habe ich sowieso schon. Wäre ich doppelt so dick, wenn ich nicht erbrechen würde? Ich bin mir da nicht mal sicher. Der Körper *kann* jeden Tag nur begrenzt viel Energie in körpereigenes Gewebe umwandeln. An irgendeinem Punkt ist einfach Schluss, da kann ich so viel Speiseöl schlucken, wie ich will.

Andererseits könnte ich doch genauso gut einfach zwei Liter Wasser trinken, wenn mir der Sinn nach einem nonverbalen Auskotzen steht. Wäre sicherlich einfacher, als halb zerkautes Brot wieder hochzuwürgen.

Zusammenfassend gefragt; der Zusammenhang von *zu viel gegessen – kommt oben wieder raus / Lust zu kotzen – vorher muss aber erst was rein, was dann wieder raus kann,* ist durchaus ersichtlich, aber ist der Teufelskreisauslöser nun das Huhn oder das Ei?

Und: Selbst wenn man das rausfindet, muss diese Struktur dann zwingend so bleiben?

Ich bin mir sicher, dass neunundneunzig Prozent all derer, die diese Art von scheinbarer Umkehrung *Essen – nicht gegessen haben,* regelmäßig ausüben, einmal mit dem Gedanken begonnen haben, wieder *etwas rückgängig* machen zu können, was man bereut – und ob es sich dabei nun um ein Pizzastück, eine Tüte Gummibärchen oder das Snickers zu viel handelt, macht wohl keinen Unterschied.

Das Prinzip von *Actio und Reactio:* Wenn ich mich nur lange genug damit beschäftige, meine Nahrungsaufnahme penibelst zu kontrollieren und im Zuge dessen auch einzuschränken, dann dauert es nicht lange, bis ich als Reaktion auf diese Zwanghaftigkeit ihr einen Abbruch tue und einen fatalen Fehler begehe … *denn Croissants waren doch auf der verbotenen Liste!!*

Erst schränkt man sich also ein – der Körper reagiert entsprechend und das Wort *Kontrollverlust* bekommt eine ganz neue Bedeutung.

Actio, Reactio – und jetzt? Folgt, was sich jeder denkt, wenn er etwas getan hat, das er bereut: Wie kann ich es wieder gutmachen – beziehungsweise, noch viel besser: Wie kann ich es wieder *rückgängig* machen?

Und damit kommt man ganz schnell zum *Rereactio* – weil es doch genial wäre, wenn man Essen durch Erbrechen tatsächlich wieder rückgängig machen könnte.

Dabei vergisst man nur meistens, dass sich *Re* und *Re* gegenseitig eliminieren und wenn man nun noch hochmütig in sich hineingrinst, weil man glaubt, ein physikalisches Gesetz außer Kraft gesetzt zu haben, lacht das trotz allem übrig gebliebene *Actio* laut als Letzter:

Denn erstens ist es NIEMALS *genauso* wie davor; erzähl das mal der Speiseröhre, den Zähnen, dem Stoffwechsel und dem Blutzuckerspiegel.

Und zweitens wird sich der *fatale Fehler* mit neunundneunzigprozentiger Sicherheit in absehbarer Zeit wiederholen. Warum?

Symptombekämpfung ist des Actios bester Freund, wenn man die Ursache nicht behebt, frönt er weiterhin sein Dasein und lacht sich über jeden kaputt, der meint er könne die Physik überlisten.
Aktion: Ich kontrolliere in einem so ungesunden Maße, dass ich als Reaktion: an den Punkt komme, an dem ich mich unweigerlich über meine eigenen Grenzen hinweg setze, weil der Nahrungstrieb sicherlich nicht grundlos existiert und so versuche ich als *Rereaktion*: das Ganze wieder rückgängig zu machen.
Esse ich zu viel und glaube, ich könnte das mit Erbrechen wieder rückgängig machen, ist die oft größte Falle, in die man tappt, das Gefühl des ersten Momentes:
Man denkt, *man hätte gewonnen* – und alles rückgängig gemacht, was es rückgängig zu machen gibt. Man denkt, dass dieses eine Mal schon keine Konsequenzen nach sich ziehen würde, das man dieses eine Mal ohne Probleme aus dem Gedächtnis rausstreichen kann und es *ja sowieso nie wieder passieren wird.* Man denkt, man hätte gewonnen, weil man der Physik einen Streich gespielt hat und fortan *Kontrollverlust* ein Zustand ist, der außerhalb der eigenen Reichweite liegt.
Und Hochmut kommt bekanntermaßen vor dem Fall.
Es hat im Nachhinein also ganz *harmlos* begonnen, denn einmal ist keinmal. Und man weiß ja jetzt, dass es weder schön, noch erstrebenswert ist, also wird schon nicht wieder vorkommen. Wieso auch, einmal ist keinmal … *einmal ist keinmal.*
Ich war's nicht. Es wird schon nie wieder passieren, natürlich nicht. Warum sollte es auch, man will es doch gar nicht. Nie, *nieee* wieder:

***

Samstag, 2.2.2008

Nix. Gut.

Vorhin habe ich gekotzt.
Ich kann es selbst noch nicht so recht glauben.
Ich habe mir erst den Finger, dann die Zahnbürste in den Hals gesteckt.

Samstag. Basketball-Turnier von Jelly und Jim.
Die beiden spielen schon eine Ewigkeit, was vor allem unseren in dieses Spiel vernarrten Vater unglaublich stolz macht, der sich keines ihrer Spiele entgehen ließ.
Kurz, nachdem die beiden also nachmittags das Haus verlassen haben, stand meine Mutter in der Zimmertür und versuchte mich mit ihrem Bestimmer-Blick und einem gefälschten Lächeln dazu zu überreden doch mitzukommen. Als ich (wer hätte es gedacht) verneinte, bat sie mich darum wenigstens ein paar Muffins zu backen für die Feier hinterher (ihr ist es egal, ob sie gewinnen oder nicht – gefeiert wird aus Prinzip). Ich nickte ergeben, dankbar darüber, dass sie nicht weiter um mein Mitkommen bettelte und hinterher im besten Falle noch mit Vorwürfen gekommen wäre (ich gehe *nie* mit).
Kurz darauf war ich allein daheim. Alle beim Turnier, nur ich und die Wohnung.
Eigentlich keine Lust aufs Backen habend, habe ich mich trotzdem in die Küche geschleppt, um es möglichst schnell hinter mich zu bringen. Die Zutaten und Küchengeräte aus den Schränken holend, überlegte ich, was für welche ich machen sollte – und entschied mich für hell, dunkel und hell mit dunklen Flecken.
Ich rührte einen normalen Rührteig zusammen, Kaugummi

Naschen gehört dazu! wann ständiges Verbrechen?

kauend. Immer Kaugummi kauend, Kaugummi ist die einzig funktionelle Lösung, um mich vom Essen abzuhalten – habe schließlich schon etwas im Mund. Ich liebe Teig. Mehr als den Kuchen hinterher. Wie immer, wenn ich backe, verfluche ich mich spätestens, wenn Butter, Mehl, Eier und Zucker miteinander verrührt sind und die cremige Masse ihren ganz persönlichen, unwiderstehlichen Charme versprüht.
Backen ist eine Herausforderung, wie ein Wettbewerb mit mir selbst – schaffe ich es, alles in den Backofen zu schieben, ohne den Teig zu probieren? In neunundneunzig Prozent der Fälle rede ich mich mit folgendem Paradesatz heraus*: Probieren gehört dazu. Das macht jeder.*
Oder noch besser: *Ich muss doch gucken, ob es überhaupt schmeckt.*
Na sicher! Ich mich auch … aber so was von.
Einmal schlecken ist keinmal schlecken. Zweimal probieren ist einmal probieren. Getrickst wird ebenfalls mit der Tatsache, dass auf einen Esslöffel mehr passt, als auf einen Teelöffel – ist aber beides *nur ein Löffelchen*. Ich verarsche mich quasi selber, permanent. Das fängt schon bei dem Gedanken an, dass Backen eine Probe für meine Selbstdisziplin ist, eine Herausforderung; *so ein Quark!* In Wirklichkeit ist dieser Gedanke *die Ausrede dafür* zu backen. Also eine Ausrede, um Teig zu schlecken. Einen Grund dazu zu haben, mich selber zu knechten, wie ein ewiger Single, der absichtlich jeden Tag einen Umweg durch den Park macht, dort rumschlendert und wehmütig den Pärchen beim Schmachten zusieht.
Und jedes Mal falle ich wieder darauf herein, auf mich selbst und meine gerissenen Strategien; mich mit einer scheinheiligen Ausrede zu etwas überreden, von dem ich weiß, dass es zu gefährlich für mich ist …
Spätestens, wenn die duftende Schüssel-Matsche meinen Geruchssinn erreicht hat, spucke ich den Kaugummi aus und

klebe ihn außen an die Schüssel dran – um ihn nach dem KURZEN Probieren auch gleich wieder weiterzukauen, damit ich auf keinen Fall noch mal in Versuchung geführt werde. *Ich habe ihn noch kein einziges Mal hinterher wieder weiter gekaut …*
Und so nimmt das Desaster jedes Mal wieder seinen Lauf und so hat es sich praktisch eingebürgert, dass es mir nach dem Backen grundsätzlich schlecht geht.
Selbes Szenario am heutigen Tag:
Mein Geruchssinn ist aktiviert worden und nicht mal eine halbe Sekunde später … wollte ich nur ein *einziges kleines Teigstückchen* probieren. Vor mir mittlerweile zwei Schüsseln: Einmal hell, die Hälfte in der anderen Schüssel mit Kakaopulver verdunkelt für die Schokomuffins. Ich konnte mich *natürlich* nicht zwischen dem hellen und dem dunklen Teig entscheiden. Also dachte ich *gaaaanz vorbehaltlos*, es wäre vielleicht in Ordnung, von beidem ein *kleines Stückchen* zu nehmen. Es schmeckte gut, aber das war mir schon vorher klar gewesen. Der, in der Reaktionskette nächstfolgende Gedanke, ließ auch nicht lange auf sich warten: Vielleicht sollte ich nachher lieber noch ein bisschen joggen gehen, *Kalorien wieder loswerden.*
Sobald meinem Kopf ein guter Grund einfällt, warum es – ganz egal in welcher Situation – heute noch sinnvoll ist, Sport zu machen, dann *muss* ich es machen, sonst habe ich ein zwanghaft schlechtes Gewissen. Und gute Gründe für Sport gibt es *immer.*
Es schmeckte gut, immer noch. Ein leicht süßlicher Nachgeschmack – und die Gier nach mehr.
Da lagen diese kleinen, noch ungebackenen Formen aus Teig bereits in ihren vorgefertigten Latex-Backförmchen und warteten nur darauf, von mir in den Ofen geschoben zu werden. Sie lagen da und sahen mich an, starrten regelrecht … *mit großen, flehenden, weit aufgerissenen, mitleidserregenden Äuglein.* Einmal

dunkler Teig, einmal heller. Ich wollte nur noch ein klitzekleines Stückchen pro … *NEIN!*
Schnell habe ich alles in den Backofen geschoben, anschalten. Doch der eigentliche Krieg begann erst jetzt: Für meine Muffins aus hellem Teig mit dunklen Flecken habe ich von jeder Farbe logischerweise noch einen Teil übrig gelassen. Anschließend also den restlichen Teig weiter verarbeitet mit zusätzlich noch ein paar Schokostreuseln, die ich darunter mischte. Alles zügig in die Backförmchen eingefüllt und nebenher noch eine Flasche Wasser runtergekippt. Wer soll diese ganzen Muffins denn alle essen?
Hunger. Mein Magen knurrte. Ich ging zum Kühlschrank und sah hinein, überlegte, was ich essen könnte. Eigentlich erst in einer Stunde die rote Paprika. Ich holte sie raus, wusch sie und aß sie roh. Kurze Zeit später, holte ich die fertigen Muffins aus dem Backofen, und bevor ich noch irgendwas denken konnte, hatte ich mir schon einen in den Mund geschoben – die Geruchsexplosion, die beim Öffnen des Backofens die fad riechende Heizungsluft zerbarst, war zu viel für meine unkontrollierbaren und doch sklavisch ergebenen Sinne.
DAS WAR VIELLEICHT HEISS!!
Ich habe mir tierisch die Zunge verbrannt und den Muffinklumpen in meinem Mund tunlichst wieder ausgespuckt. Geistesabwesend, und als erste Reaktion auf meine, im weitesten Sinne, *brennende Futterluke*, habe ich mir den Löffel geschnappt, ihn in einen schon im Förmchen zurechtgelegten, ungebackenen Muffin getaucht und mir anschließend in den glühenden Mund geschoben. Zum Kühlen (oder löschen, wie man's nimmt). Einfach so. Der Schluckreflex brach meine seltsame Kühlungsaktion jedoch jäh ab.
Geschmeckt habe ich eigentlich gar nichts, aber direkt nach dem Ende alles Denkens kam es auch zum Ende der Vernunft:

Wie von Sinnen stocherte ich mit dem Löffel in den Förmchen herum, die Hälfte landete dabei an der Küchenwand, die andere in meinem Mund. Ungebremst und wie geisteskrank löffelte ich nicht nur die ganzen *ungeborenen*, also ungebackenen Muffins weg, sondern ließ auch keinen Muffin-Eingeweide-Spritzer an der Wand am Leben, sondern vergiftete sie erst mit meinem Speichel verseuchten Finger und versenkte sie dann anhand diesem in meinen unstillbarem Schlund. *Hört sich eklig an? War es.*

Geschmeckt habe ich sowieso nichts mehr. Völlig unzurechnungsfähig, wahnsinnig, cholerisch, zügellos.

Ungefähr fünf Minuten saß ich außer Atem und außerstande, irgendwelche Art von Kontrolle wieder über mich zu erlangen, keuchend auf dem Küchenboden.

Mir war schlecht, übel, zum Kotzen. Etwas überrollte mich wie eine Flutwelle und an meinen heißen Wangen konnte ich spüren, dass es Schamgefühl war. Das Blut floss mir in den Kopf, allerdings scheinbar nicht ins Hirn. Ich hatte das Gefühl, genau spüren zu können, wie der Teig direkt in meine Hüfte wanderte, in Form von großen MMs … *Muffin-Massen.*

WAS HABE ICH NUR GEMACHT?!! So viel Sport kann ich doch noch nicht mal in vierundzwanzig Stunden machen, um diese ganzen Kalorien wieder zu verbrauchen!!

Und in diesem Moment übermannte mich eine folgenschwere Hilflosigkeit und mir schwirrte der unausweichliche Gedanke durch den Körper, dass ich es sofort alles wieder loswerden müsse. Es gab keine andere Wahl. Es ging nicht anders. *ICH MUSSTE.*

Komplett durchdrehend rannte ich ins Bad, steckte mir den Finger in den Hals. Es passierte – nichts. Ich fing jämmerlich an zu würgen, die Augen tränten und ich war mir sicher zu sterben, wenn es nicht gleich funktionieren würde. Ein Rauschen in meinen Gehirnzellen.

Wie um mein Leben rennend, stürmte ich in mein Zimmer, schaltete den Computer an. Internet. *Kotztipps.* Ich habe nicht lange suchen müssen.

Zurück in der Küche nahm ich zwei große Esslöffel Salz und ein Glas Wasser. Schüttete das Wasser wieder weg, machte mir einen Kaffee und gab dort das Salz hinein. Mit einem großen, widerlichen Schluck verschwand der Kaffee in meinem Hals und wanderte zu dem Teig in meinen Bauch hinunter. Es war ekelhaft, abstoßend – ich hatte das Gefühl, schon allein davon kotzen zu müssen, aber aller Übelkeit zuwider hing ich nur kraftlos über dem Küchenwaschbecken und wartete vergebens darauf, dass sich mein Körper von alleine erbrechen würde. Als würde ich gequält auf das Unausweichliche warten, die Magensäure praktisch schon in der Speiseröhre – aber passiert ist trotzdem nichts.

Panisch torkelte ich also zurück ins Bad, starrte angewidert in die ungut riechende Kloschüssel, stocherte mit der Zahnbürste in meinem Hals herum und würgte hilflos vor mich hin.

Ich kann jetzt nicht einfach aufhören, es muss raus, ES MUSS!

Ich erinnere mich gut an das elendige Gefühl, wenn man schwach von der Magen-Darm-Grippe im Bett liegt, den Kopf über eine Schüssel gebeugt und ergeben darauf wartet, dass es endlich alles rauskommt und man sich wenigstens ein klein wenig besser fühlt. Wenn der Würgereflex so heftig ist, dass einem der Mageninhalt durch die Nase schießt und man plötzlich Angst kriegt zu ersticken, weil man nicht atmen kann. Und es bleibt einem nichts anderes übrig, als wehrlos zu warten, bis es vorbei ist und man wieder Luft bekommt. Kotzen ist so demütigend.

Und jetzt stehe ich hier selbst und versuche es nach Kräften herbeizuführen und alles in mir wehrt sich dagegen. Doch der Gedanke, was passiert, wenn ich es nicht tun würde, ist so viel erstickender, als ein zu lang anhaltender Würgereflex es je sein könnte. Da ist kein Raum für anständige Gedanken, nur ein riesengroßer Kloß Panik, der mich überrollen wird, wenn ich ihn nicht schnellstens aus mir herausbekomme.
Heulend und von der stochernden Zahnbürste krächzend, schlug ich mir so fest ich konnte mit der einen Hand auf den Bauch, um ihn dazu zu bewegen, alles wieder herzugeben. Muffinteig kam hoch. Kaffee mit Salz, der in meinem Hals brannte. Ich habe vergessen, wie schmerzhaft erbrechen doch ist. Schon jetzt fragte ich mich, wie blöd man sein muss, dass man so was macht. Aber jetzt musste ich es durchziehen. Ich konnte nicht aufhören, es musste alles raus. Kleine Paprikateilchen schossen mir durch die Nase, der Kloinhalt wurde mit roten Stücken aufgemischt. Alles war verklebt. Es hat wehgetan, ich habe nicht einmal alles hinausbekommen, mein Bauch hat sich aufgebläht angefühlt und geschmerzt. Mir war schwindelig und schlecht. Überall Kotze, Tränen und Rotze.
Als mein Blick auf die Uhr fiel, keuchte ich entsetzt.
Halb sieben abends. *Die kommen gleich vom Basketballturnier heim!!!*
Ich bin schwankend zurück in die Küche, vom immer noch im Raum wabernden Muffingeruch wurde mir noch übler. Aufräumen, putzen, waschen … zuerst die Toilette*! Es roch furchtbar.* Ich ging in mein Zimmer, holte Parfüm und Deo und sprühte wild umher. Ich spülte mehrmals, versteckte alle benutzten Taschentücher, die ich zum Mund- und Händeabwischen gebraucht hatte im Mülleimer unter mehreren Plastikverpackungen und sprühte auch hier mit dem Parfüm durch die Gegend. Um Fassung ringend, lief ich durch die Wohnung

und überlegte panisch, ob ich etwas vergessen hatte. Mein Körper zitterte, ich fühlte mich wie *hingerotzt*.
Kurz darauf kam meine Mutter heim – und bemerkte nichts. Sie hat sich über die Muffins gefreut und sich gewundert, warum es doch nur so wenige geworden sind. Ich habe mit Mühe gelächelt und ihr vorgeschwärmt, wie viel Spaß es gemacht hatte. Sie nahm es mir ab. Ich ging in mein Zimmer, begann wieder zu heulen.
Es ist widerwärtig, es ist das absolut Ekligste und Abstoßendste, das ich je getan habe.
NIE NIE WIEDER!
Ich mache das nie wieder, das schwöre ich. Auf gar keinen Fall, lieber sterbe ich. *Nie wieder kotzen, nie nie nie nie mehr. Igitt.*

***

Habe ich mich einfach nicht genug gewehrt? Nach A kommt nicht zwingend B, ich hätte es auch bei A belassen und mein „*Nie wieder!*" So beherzigen können, wie es gemeint war.
Und es ist genau dieselbe Frage, die man einem Raucher stellt, der erzählt, dass er sein erstes Mal Rauchen ganz eklig fand und nur am Husten war. Es ist die Frage: *Warum hast du da nicht schon damit aufgehört? Warum hast du dann weitergemacht?*
Gut, einmal mit aller Gewalt erbrochen, nur um herauszufinden, dass es widerlich ist, nicht mal richtig funktioniert, höllisch wehtut und der Bauch hinterher meist aufgeblähter als vorher ist – aber meinetwegen, wenn man diese Erfahrung machen musste, okay. *Aber wieso zum Teufel habe ich damit weitergemacht?!*
Jetzt bin ich süchtig. Jetzt, bald ein Jahr später, rede ich mich faul damit raus, dass es eben eine Gewohnheit geworden ist, eine zwanghafte. Eine Sucht halt. Und bereue schmerzlich,

damit angefangen zu haben. Hätte ich diese gefüllte Schüssel Muffinteig in mir drin behalten, im Zweifelsfall ein halbes Kilo zugenommen … *what the hell, na und?*

Fakt ist – ich habe es nicht. Fakt ist auch – ich habe zwei Tage später damit weitergemacht. *Fakt ist aber auch* – ich mache es *jetzt,* gerade, eben, heute, morgen, vielleicht noch in zehn Jahren.

Hätte, könnte, würde. Ja, ich hätte es kein zweites Mal tun sollen, ich hätte es überhaupt nicht ein einziges Mal tun sollen, nicht mal versuchen.

Aber ich habe es getan – und das ist wohl der Punkt, an dem ich mir sagen sollte, dass es nichts bringt, über die Vergangenheit zu sinnieren.

Das ist nämlich genau das, was Menschen tun, die noch nicht bereit sind, etwas zu verändern. Über vergangene Fehler nachzudenken, kann jeder. Und sie noch so sehr bereuen, verfluchen, sich dafür hassen, was auch immer.

Doch das Einzige, weswegen es tatsächlich nützlich sein könnte, sich mal für einen Augenblick zu besinnen und in Gedanken an einem … *früheren Missgeschick* rumzukritteln, ist: *der Lerneffekt,* den man daraus mitnehmen könnte.

Denn, wenn ich mich genau entsinne – was mache ich denn *jetzt? Gerade, eben, heute?*

Das, worüber ich mich nun im Nachhinein beschwere, ist doch noch knallharte Realität, unbestreitbare Gegenwart.

Ich habe es nicht nur einmal nicht geschafft, es nicht zu tun. Ich schaffe es auch JETZT noch nicht.

Und das, obwohl ich doch längst über die Tücke vom *Rereactio* Bescheid weiß. Obwohl ich längst weiß, dass sich NICHTS auf der Welt rückgängig machen lässt und *Essenerbrechen* eben NICHT gleich *nicht-gegessen* ergibt.

So komme ich also zu dem Schluss, dass die Frage nicht lautet:

Wieso zum Teufel hast du damit weitergemacht??
Sondern eigentlich ist sie: *Wieso zum Teufel machst du es JETZT noch … IMMER WIEDER?!*
Der Fall kam unweigerlich, doch er hält bis jetzt bestand; denn ich krieche immer noch über den feuchten Kellerboden und heule über damalige Dummheiten, anstatt aufzustehen und aktiv einen Schritt aufwärts zu machen.
Aus den flauschigen Wolken in den modernden Keller – ich möchte so gerne zurück ins Mittelmaß, der ganz normale Erdboden. Unverwunderlicherweise kann ich ihn erst jetzt schätzen, wo ich ihn verloren habe, weil ich zu hoch geklettert und zu tief gefallen bin. Wo wir wieder bei *Actio* und *Reactio* wären …

… eine blaue Briefkastenreihe nebst einer Reihe Klingelschildern. Der Himmel ist von einer gräulichen Wolkenschicht überzogen, die baldigen Regen ankündigt. Die Sonne hat sich längst versteckt, um das ungemütliche Wetter nicht ertragen zu müssen und sich stattdessen eine Tageslichtlampe gekauft habe, um trotzdem weiterhin ihre gute Laune zu behalten.
Pluschk. Was für ein bescheuerter Nachname. Ich starre jeden Buchstaben einzeln an, schwarz auf einem blauen Klingelschildhintergrund. Ich mag das P, ich mag auch S, C und H hintereinander ganz gerne, das K mit einer gedachten mittig und waagrecht verlaufenden Achse ist wunderschön symmetrisch und … eigentlich kann ich jedem Buchstaben etwas Positives abgewinnen – nur ihre Kombination in dieser Form hat etwas von *Plüschtier*.
Widerwillig drücke ich darauf, doch irgendwas sagt mir, das keiner öffnen wird.
Es braucht einen Moment bis mir klar wird, dass ich vor unserer Wohnung stehe und auf die Klingel gedrückt habe.

Es braucht noch einen weiteren Moment bis mir klar wird, dass ich wieder umgedreht sein muss. Nur wann? *Keine Ahnung.*

Aufmachen wird keiner, wenn keiner daheim ist. Schulterzuckend schließe ich mein Fahrrad wieder ab, die Haustür auf und betitele den jetzigen Geschehnisverlauf mit: *Der Himmel wollte es wohl so.* Und Maura wird sich schon was Schönes einfallen lassen, warum ich nicht da bin.

Als ich die Stufen zur Wohnung hochgehe, wird mir bewusst, was das bedeutet: Zehn Stunden absolute Ruhe, Zeit für mich, allein und ungestört. Niemand, der Bedingungen an mich knüpft oder etwas von mir erwartet. Der mich in irgendeiner Form kontrolliert oder mir sagt, was ich zu tun habe und noch viel besser: der mir sagt, was ich zu *wollen* habe.

Ich rechne durch, welchen Tag wir heute haben und komme in mich reingrinsend zum Ergebnis, dass das wohl ein Freitag im wörtlichen Sinne ist: ein *Frei*-Tag.

Viel ungeplante Zeit bedeutet jedoch auch immer: viel Risiko. Noch ignoriere ich diese Tatsache weitestgehend, hüpfe fröhlich die Treppe zu meinem Zimmer hoch und werfe meinen Rucksack weg.

Eine Minute später schon tigere ich durchs Wohnzimmer und frage mich, was ich denn jetzt machen könnte. Die Freude über die freie Zeit weicht augenblicklich einer nachdenklichen Stille, in der sich etwas in mir zusammenbraut. Mögliche Tätigkeiten schwirren mir in einer Affengeschwindigkeit durch den Kopf und werden wie auf einer Art Fragebogen abgearbeitet und -gehakt mit diversen Begründungen.

Ich könnte spazieren gehen. *Macht keinen Spaß.*

Ich könnte joggen gehen. *Macht keinen Spaß.*

Ich könnte auch einfach tatenlos rumsitzen. *Macht ein schlechtes Gewissen.*

Ich könnte die Fernsehkanäle durchzappen. *Zu unproduktiv.*
Oder etwas zeichnen. *Wüsste nicht was.*
Ich könnte etwas basteln. *Sind wir hier im Kindergarten oder was?*
Kastanien sammeln gehen. *Du weißt doch nicht mal, wo es hier so einen Baum gibt.*
Ich könnte einen suchen gehen. *Zu geringe Trefferchance einen zu finden.*
Wie wär's mit Schachspielen. *Mit dir selber oder was?!*
Was ist mit Fahrrad fahren. *Warst du doch eben erst.*
Computer spielen. *Reizt dich grundsätzlich nicht.*
Ich könnte mein Zimmer aufräumen. *Warum denn?*
Ich sollte verdammt noch-mal Sport machen. *WILL NICHT.*
Ich hasse unproduktive Leute. *Du bist doch selber so ein unproduktives Leut.*
Irgendetwas anfangen, nur um hinterher sagen zu können: Ich habe was gemacht. *Der mögliche Sinn dahinter erschließt sich mir nicht.*
Ich könnte auch einfach doch noch in die Schule gehen. *Bist du eigentlich krank im Kopf?*
Uninspiriert schmeiße ich mich wieder auf meinen Schreibtischstuhl und rolle mich zum Schreibtisch, krame Papier und Stift raus und würfle innerhalb von wenigen Minuten ein paar Worte zusammen, mache Sätze daraus und betitele es als Gedicht:

Die Zeit

Die Tage rennen mir davon.
Die Dämmerung des bereits Vergangenen
jagt das Morgengrauen des Beginnenden.
Und ich stehe hier
und sehe ihnen dabei zu.

Jeder Tag bringt gleichbleibende Veränderung mit sich
und zieht doch unverändert an mir vorbei.
Ich spüre die Zeit
kann Vergangenheit, Gegenwart und Zukunft trennen,
doch sie verändern sich nicht.
Sie verändern mich nicht.
Mal leise, mal laut ziehen sie vorüber
und ich sehe ihnen dabei zu.
Wie sie sich jagen und treiben,
kommen und gehen.
Nichts von ihnen bleibt,
bewegungslos stehe ich in der Zeit
und verändere mich nicht.
Ich lasse sie unbemerkt
an mir vorübergehen.
Und nur die Dämmerung des Vergangenen
und das Morgengrauen des beginnenden Tages
erinnern mich daran,
dass so etwas wie ich
überhaupt existiert.

Deprimiert lese ich es mir ein paar Mal durch und spüre plötzlich, wie sich mein Magen zusammenzieht und sich dann laut bemerkbar macht. *Hunger? Jetzt schon?* Meine erste Reaktion ist ein Blick auf die Uhr. Immer. Der Kontrollblick: *Kann ich mir das überhaupt erlauben? Sind schon die drei Stunden Minimum vergangen, die zwischen zwei Mahlzeiten liegen MÜSSEN?* Ein beinahe pervers lächerlicher Gedanke, wenn man bedenkt, dass ich manche Tage von morgens bis abends durchfresse und dabei sicherlich mehr in mich *einführe*, als ansonsten in zwei Wochen, in denen ich nicht völlig die Kontrolle über mich verliere.
Es sind erst zweieinhalb Stunden vergangen, seitdem ich ge-

frühstückt habe. Kein Wunder, Brot ist zu schnell verdaut. Mein Gehirn spult augenblicklich eine Gedankenkette ab, in der alle möglichen Lösungsansätze durchgekaut werden. *Ich könnte mir nen Tee machen und die halbe Stunde einfach rauszögern ... oder 'n Apfel essen, auf den kommt's doch auch nicht mehr an. Gleich was Richtiges essen, nur was. Einfach ignorieren und warten? Kaffee ...?* Das zieht sich eine Weile so hin, aber letztendlich weiß ich schon genau, was passiert. Ich laufe in die Küche mit der Entscheidung, jetzt schon was zu essen. Allerdings ohne zu wissen, *was* ich essen will oder soll oder könnte.

Was ist die erste Reaktion, wenn man in der Küche steht und sich überlegt, etwas zu essen, aber noch nicht weiß, was? Genau, man macht den Kühlschrank auf.

Die Augen fliegen hin und her, studieren den Inhalt und bleiben an Pizza von gestern Abend hängen. *Pizza?* Ein Tabu, über das man besser schweigt. *Und kalte Pizza ist sowieso eklig.* Die Mikrowelle grinst mich verräterisch an. *Ach komm schon, doch keine Pizza ... iss lieber Müsli, da stecken wenigstens noch 'n paar Ballaststoffe drinne.* Dacht's – und hat's schon wieder verworfen, in den gedanklichen Mülleimer verbannt. *Du bist doch bescheuert.* Das weiß ich selbst.

Also klaue ich die Pizzareste von den Zwillingen von gestern Abend aus dem Kühlschrank und esse sie einfach. Einfach, ganz einfach. Ganz egal, was irgendwer behauptet, was irgendwer zu sagen hat, was mir irgendwer verbieten will – irgendwer hat kein Gewicht.

Kalt. Kalte Pizza ist eklig, aber da war keine Zeit was aufzuwärmen, ich muss essen, solange mich meine Vernunft noch nicht eingeholt hat und mich mein schlechtes Gewissen nicht erwürgt. Ich hasse kalte Pizza.

Mein schlechtes Gewissen ist mehr als nur ein schlechtes Gewissen, es macht mich völlig kirre. Manchmal vergesse ich es schon fast, weil es so dauerhaft ist. Gewissen ist das nun mit rationalem oder irrationalem Denken gekoppelt? Ist das meine Vernunft, die da spricht oder mein irrsinniger, debiler, geisteskranker Wahnsinn, der sich irgendwann einmal bei mir eingenistet haben muss?

Mein Kopf ist voll von Gewissen, es steht an den Grenzkontrollen und sortiert meine Gedanken in gut und schlecht, bewertet mein Handeln, verurteilt mich gnadenlos auf voller Linie, *alles* – mich als Menschen, mich als Tochter, mich als irren Teenager, mich als Umweltverschmutzerin, mich als psychotische Bulimikerin. *Ich bin schuld.*

Ein Hitler in meinem Kopf.

Und jetzt ist es also schon so weit, dass ich meinen Familienmitgliedern ihr Essen wegfresse oder was? Das war mindestens noch eine halbe Pizza, die da insgesamt in Stücke geschnitten und aufeinandergestapelt auf einem Teller im Kühlschrank lag. *Lag* und nicht mehr liegt. *Ich war's.* Immer war's ich. Wer auch sonst. Es gibt hier sonst keine fressenden Schmarotzer in diesem Haus, die alle ausbeuten, die etwas Essbares bunkern.

Der Gedanke ist beinahe ungreifbar, weil er so schäbig ist. Die Idee, dass sich jemand vollfrisst, völlig zügellos und unbeherrscht und es zu allem Überfluss hinterher noch wieder auskotzt. Das ist mehr als nur *eklig,* das ist kaum greifbar, weil die Logik dahinter so unlogisch ist, dass man es gar nicht begreifen kann. Nicht mal ich. Nicht mal ich, als eine von denjenigen, die diese ganzen Unlogik in sich jeden Tag aufs Neue leben und erleben.

Nein, ich verstehe es nicht und mache es trotzdem und mein persönlicher Hitler hat mich dafür schon tausendmal vergasen und verbrennen lassen. Bulimie ist ein nicht totzukriegender Gegner, denn fressen kann man immer noch irgendwie.

Im Kühlschrank steht noch ein großer Becher Joghurt, Erdbeerjoghurt. Mein Lieblingsjoghurt. Fünfhundert Gramm Erdbeerjoghurt, ein halbes Kilo. Ich stehe eine geschlagene Minute am offenen Kühlschrank und starre diesen verdammten Joghurt an. Hole ihn raus und lese die Inhaltsstoffe, obwohl ich sie sowieso schon auswendig kenne. Eiweiß, Fett und Kohlenhydrate. Kalorien.

Die halbe Pizza ist weg. Gefressen. Jim und Jelly werden sich aufregen und ich habe keine Chance zu leugnen, dass ich die Übeltäterin bin. Ich habe nicht mal mehr Hunger. Was mache ich jetzt? *Aller schnellstens zurück in mein Zimmer.*

Plötzlich ist der Joghurtdeckel schon offen und mein Finger in der rosa Masse verschwunden. Ich spüre die vermeintlichen Erdbeerstückchen und rühre mit meinem Finger weiter im Joghurt herum. Ziehe ihn raus, schlecke ihn ab, wiederhole das Ganze. Werde hektisch, ziehe eine Schublade auf, schnappe mir den größten Löffel, den ich finden kann, und löffele ein halbes Kilo Joghurt mitsamt Erdbeerstücken darin. Es dauert keine Minute, bis nichts mehr davon übrig ist. Joghurt ist halbflüssig, den kann man fast trinken, da gibt es nichts zu kauen – nichts, was es einem irgendwie erschweren würde, den Inhalt des Bechers in der höchstmöglichen Geschwindigkeit in den Magen zu befördern.

Schwer zu sagen wie und vor allem wieso, aber da habe ich schon Jims Vanillejoghurt in der Hand und eigentlich auch schon fast wieder ausgelöffelt und bin dabei, die Kühlschranktür wieder aufzuziehen, um Jellys Joghurt zu holen. Ich schlage die Kühlschranktür wieder zu und spüre Tränen in meinen Augen. *Was mache ich da nur??*

Ich sinke vor dem Kühlschrank auf den Boden, den leeren Vanillejoghurtbecher noch in der Hand, der Deckel ist nur halb aufgerissen. Ich lasse den Löffel auf den nicht mehr ganz sauberen Boden fallen.

Ich fühle mich leer und lasse die schwarze Welle Schuldgefühle ohne mich zu wehren über mich drüberrollen. Fast wie von alleine öffnet sich die Kühlschranktür wieder, und weil jetzt *eh schon alles egal ist*, esse ich Jellys Apfeljoghurt auch noch und heule dabei. Habe einfach den Löffel vom Boden aufgehoben, an dem jetzt lauter Dreckkrümel klebten, ihn abgeschleckt und wieder benutzt. *Scheiß egal.*

Mir ist schlecht. Mein Gehirn fängt wieder zu rattern an und es werden in Sekundenbruchteilen Kalorien überschlagen. Mir kommt der absurde Gedanke, dass ich durch meine Essstörung wenigstens *etwas* Positives erreicht habe: Im Kopfrechnen bin ich ein Ass. *Geworden!* Nichts lag mir ferner als ellenlange Rechnungen, als überhaupt eine Art von Rechnung im Allgemeinen. Jetzt könnte ich mich selbst quasi zur Kopfrechenkönigin krönen.

Fast muss ich lachen, *fast* – bis mir wieder klar wird, dass ich die personifizierte Schwachsinnigkeit bin. Jäh steigt Verzweiflung in mir auf, ich hieve mich hoch und spüre ein vertrautes, reißendes Ziehen in meinem Magen. *Überdehnung.* Ich kriege Angst, wie jedes Mal. Neben Verzweiflung, Wut und Schuld der vierte Begleiter meiner Existenz als Kotzerin vom Dienst.

Ich will gar nicht wissen, welches Volumen mein Magen inzwischen annehmen kann. Die Angst, dass er reißt, ist riesig. Mittlerweile kann ich auch nicht mehr einschätzen, wann dieses Reiß-Gefühl wirklich gefährlich wird – der Schmerz ist schon … normal? Gewöhnlich?

Angst – ja. Aber was war doch gleich der Normalzustand, ich weiß doch gar nicht mehr, wie es sich anfühlt, wenn man seinen Magen gar nicht mehr spürt, weil er groteskerweise so etwas wie *angenehm gefüllt* ist und nicht über- oder unterfüllt.

Während ich eine Hand auf meinen Bauch lege und mich mit der anderen am Geländer festhalte, steige ich die Stufen zu meinem Zimmer langsam und behutsam hinauf, wie eine Schwangere. Leise flüstere ich mit mir selber zur Beruhigung, jeder anderen hätte wohl vermutet, ich flüstere mit meinem noch ungeborenen Kind im Kugelbauch.

Routine ist alles, sage ich mir stumm, erklimme Stufe für Stufe, bereite mich auf das Kommende vor, wovon plötzlich nichts mehr absurd oder seltsam ist. Mein Kopf wird ganz klar, ich weiß, was zu tun ist, ich weiß, was auf mich zukommt. Es ist die unweigerliche Folge, der unumgehbare Schlussteil vom großen Drama – und wenn der Vorhang fällt, wird geputzt.

Nein, da ist nichts mehr Kurioses an der Sache, nicht für mich, wenn auch vielleicht für fast jeden anderen. In meinem Zimmer finde ich in der üblichen Schublade, die zwei üblichen Stifte – nehme sie heraus, ebenso wie eine Packung Taschentücher und schleppe mich ins Bad. Wie ein Chirurg, der sich auf die Operation vorbereitet. Wie ein Schornsteinfeger, der seine Utensilien fürs Putzen ordnet. Wie ein Maler, der sich seine Pinsel zurechtlegt. Wie irgendein Bürofuzzi, der den Computer anschaltet und die Akten sortiert.

Ich bin auch wie jeder andere, der diese Tätigkeit ernst nimmt: konzentriert.

Wäre Erbrechen ein anerkanntes Handwerk, würde mich wohl niemand schief von der Seite anschauen und sich am Haken der mangelnden Logik dieses Verhaltens aufhängen.

Jetzt im Moment? Ists mir egal. Alles. Ich bin *routiniert* und *konzentriert,* da ist kein Platz für mörderische Gedanken oder moralische Aspekte, für Schuld oder Hitler im Kopf.

Es tut weh. Das ist der wahrste und allumfassendste Satz, den man zum Kotzen schreiben kann. *Es tut weh.*

Nicht nur währenddessen, die großen Schmerzen kommen manchmal erst danach. Der Hals schmerzt, ich habe Kopfweh,

meine Zähne fühlen sich aufgelöst und porös an, mir ist schwindelig, ich fühle mich wackelig, ausgelaugt, depressiv und müde … alles tut weh.
Außerdem funktioniert es nicht einmal richtig, die halbe Zeit bin ich sinnlos am Würgen und Husten und hinterher völlig erschöpft und die Hälfte behalte ich sowieso in mir drin.
Es ist *so* sinnlos.
Den restlichen Tag habe ich liegend verbracht. Erst auf dem Sofa eingenickt und dann gute vier Stunden Fernsehen geschaut.

Krach mit den Zwillingen. Sie sind ausgeflippt, weil ich ihren Kram gegessen habe. Erst die Pizza und dann auch noch ihre Joghurts. Pünktlich um halb sechs standen Jelly und Jim auf der Matte und pünktlich fünf Minuten später haben sie mich zur Schnecke gemacht, weil sie festgestellt haben, dass ihr Abendessen aus dem Kühlschrank verschwunden ist. Und als um sechs Mutter heimkam, wurde gleich gepetzt und ich habe mich zum hundertsten Mal heute in Grund und Boden geschämt. Ich habe behauptet, halt Hunger gekriegt zu haben. Wie hätte ich mich schon groß rechtfertigen sollen?? *Ich hatte einen Fressanfall und habe deshalb alles weggefuttert?!* Na wunderbar. Oder aus Wut über mich selbst: *Keine Sorge, ich habe sie auch wieder ausgekotzt, könnt sie ruhig zurückhaben, wenn ihr wollt! Folgt nur dem Weg des Klos in die Kanalisation und geht sie suchen.*
Von wegen, wie käme ich denn auch auf die Idee, einfach deren Zeugs zu essen. Es gab ja wohl noch genügend andere Sachen.
Ich habe am Ende fast angefangen zu weinen, denn es gab tatsächlich keine Entschuldigung, mit der ich mich hätte rechtfertigen können. Außer, dass ich Bulimie habe und krank bin. Einen Knacks im Gehirn habe. *Ja toll.*

Die einzige Möglichkeit, die mir noch blieb – *war wegzugehen.* Das habe ich dann auch gemacht. In mein Zimmer, Tür zu, Musik an.

Jetzt habe ich also Stress mit Geschwistern und Mutter und das alles nur, weil es keine Möglichkeit gibt, mit der ich es hätte aufklären können. Kein *Aaachso, aha – deshalb. Ja, dann ist es ja okay.* Das gibt es nicht und daran bin einzig ich schuld.

Jetzt werde ich blöd von der Seite angeschaut, darf mir noch tagelang das nachtragende Gemunkel von Jelly und Jim anhören und den nicht verstehenden Blick meiner Mutter ertragen.

Entweder sie wird mir beim nächsten Einkaufen dann zwei Joghurts für mich mitbringen oder, wenn sie schlechte Laune hat, gar keinen mehr. Meine Fresse, das ist Pizza und Joghurt, was ich ja sowieso wieder rauswürge und wegspüle, so eine Verschwendung.

Kapitel 3

Kopf.Salat.

Ich fühle mich wie das Sandkorn im Getriebe.
Wie das hässliche Entlein.
Das Entlein, das man dazu gezwungen hat, ein Rädchen zu sein, obwohl es doch nur ein Sandkorn ist, dass sich zwischen den Rädchen hin und her windet und nichts Schönes oder Begehrenswertes an ihnen finden kann.

Schweißgebadet aufgewacht, mit puckerndem Kopf, wie gerädert und wackelig auf allen vier Gliedmaßen durchs Zimmer kriechend. Beim Aufstehen wird einem schwarz vor Augen, weil der Kreislauf sich noch im Tiefschlaf befindet, die Füße sind gänzlich taub, die Beine kribbeln, als schliefen sie ebenfalls. Der Nacken ist starr, weil man die ganze Nacht mit verdrehtem Kopf und auf dem Bauch gelegen hat, die Lippen reißen wie getrocknetes Laub, weil man durch den Mund statt durch die Nase geatmet hat, die ihrerseits verklebt und ausgetrocknet ist von der tristen Heizungs-, entzündet von der nasskalten Herbstluft.
Man versucht sich schwankend auf seine zwei Beine zu erheben, *in* Gedanken noch im Albtraum gefangen, *mit* den Gedanken schon auf dem Weg zum Klo. Die Sonne blendet, die Augen sind halb geschlossen, der Körper wankt koordinationslos durchs Zimmer und versucht die Tür zu finden.
Schließlich und endlich knallt man mit der Stirn heftig gegen eine Regalkante und stürzt wie betrunken zu Boden, presst sich die Hände an den Kopf, wimmert vor Schmerz und wartet ergeben darauf, dass neben dem brutal erwachten Schmerzsinn auch die anderen Sinne zurück ins Leben kehren …

… so oder so ähnlich bin ich heute Morgen aufgewacht und aufgestanden. Die Beule am Kopf ist unübersehbar, Jelly und Jim haben sich auch schon voller Elan darüber lustig gemacht. Ich habe Kopfschmerzen und schlechte Laune und Samstag ist auch noch, was bedeutet, dass übermorgen schon wieder Montag ist – was dem allgegenwärtigen Unglück letztlich den entscheidenden Schubs in Richtung Vollkommenheit gegeben hat.
Meine Mutter warf mir wieder vor, ein Pessimist zu sein – doch weil ich fortwährend mit meinem Gedankensalat beschäftigt bin, ohne auf Beschreibungen, Charakterisierungen, Anmaßungen von anderen, die mich betreffen oder wenigstens die Absicht haben mich zu betreffen, einzugehen – habe ich auch diese neuerliche Beschimpfung mehr oder minder erfolgreich ignoriert.
Ich hasse es, wenn andere auf die Idee kommen, über mich urteilen zu wollen.
Ein Brötchen, zwei Brötchen, drei Brötchen. Ich gebe auch nichts mehr auf abschätzige Kommentare – zumindest tu ich so, was immerhin ein Anfang ist. Jelly grinste mich überlegen an mit ihrer 08/15-Modelfigur. Wenigstens habe ich wieder Brüste. Zunehmen hat also nicht nur Nachteile.
„Die kann man sich auch machen lassen, das ist ja wohl keine Kunst", spottet die kleine Schwester weiterhin grinsend, jedoch mit einer kleinen Wutfalte auf der Stirn und wippenden A-Körbchen, während ich mich darüber ärgere, laut gedacht zu haben.
Meine Mutter ermahnt ruhig zum heiligen Wochenendfrieden und erzählt was in Richtung „Glücklichsein hat nichts mit der Figur zu tun", was sich leicht sagen lässt, wenn man schlanker als die eigene Tochter ist.
NATÜRLICH tut das weh, wer hat je das Gegenteil behaup-

tet?! Es ist einfach SCHEISSE, wenn man blöd von der Seite angestichelt wird und je mehr man behauptet, es ginge einem sonst wo vorbei, desto mehr schmerzt's tatsächlich.
Und wenn man sich nur lange genug selbst auf seine Äußerlichkeiten reduziert hat, ist es irgendwann schon unerträglich, wenn man nur mit einer Person im selben Raum sitzt, die dünner als man selber ist.
Der Kopf erzählt einem gegenteilige Dinge im Sinne von *Ihr Leben wird vom Verzicht bestimmt und ist weder schön, noch erstrebenswert!* Und behauptet im selben Atemzug *aber dafür sind sie auch hübsch – und du dagegen bist und bleibst eben ein hässliches Entlein. Wenn du dich nur mehr zusammenreißen würdest, könntest du auch so aussehen.*
Ich hasse solchen Kopfsalat. Die Gedanken sind so gegensätzlich und zwiegespalten, dass ich selber gar nicht mehr weiß, was ich noch glauben soll und welche Stimme davon jetzt eigentlich *ich* bin.

Es fast unmöglich, in welcher Geschwindigkeit sich Kalorien von drei Brötchen mit unterschiedlichen Belägen in unterschiedlichen Mengen im Hirn miteinander überschlagen lassen; wie ich innerhalb eines Augenblicks ein Ergebnis in rot, fett, kursiv und unterstrichen vor meinem inneren Auge auf Schriftgröße zweiundzwanzig zoome – und das alles, bevor ich überhaupt darüber nachdenken kann, ob ich es mir denn antun will, diese verflixte Zahl jetzt auszurechnen …
Das wird alles blind über meinen Kopf hinweg entschieden, die Gewohnheit und der Hang zur Selbstzerstörung gewinnen den Kampf schon, bevor ich überhaupt wusste, dass schon wieder einer auszufechten ist.
Wie soll ich eine Gewohnheit Stück für Stück die Treppe run-

terschubsen und sie zur Türe rauswerfen, wenn sie mir immer schon zehn Schritte voraus ist?
Und während ich mir diese ganze Scheiße denke, habe ich die Rechnung schon ein zweites Mal durchgerechnet, um auch ja sicher zu sein, dass ich nicht zwei Kalorien vergessen habe.
Und dass, obwohl ich doch längst weiß, dass es schwachsinnig ist. Nein, nicht nur *dass* – eher: *obwohl* ich doch längst weiß, *WIE* schwachsinnig das ist.
Zu spät, der weitere Tatenverlauf war zu diesem Zeitpunkt schließlich schon längst entschieden.

Morgens schon wieder wütend und angenervt, was für ein toller Anfang für den Tag, den ich gedanklich doch schon wieder in die Tonne getreten habe. Fuchsig verschwinde ich in mein Zimmer, bleibe inmitten des Raumes stehen und überlege, was ich mit dem Samstag anfangen könnte.
Mir fallen eine Reihe zu erledigender Dinge ein, aber alles verwerfe ich wieder. Für die Schule ließe sich theoretisch immer etwas machen, immer. Mit diesem Konzept von *hier und da ein bisschen und fertig bist du niemals* komme ich nicht klar. Ich möchte Klarheit, doch die Strukturen sind schwammig und undurchsichtig. Eigentlich sehr gerissen, denn so weiß niemand, ob dies oder jenes nun dazugehört oder nur ein Fehler des Lehrers oder Systems ist – oder ob der einfach etwas weggelassen hat – oder ob der das so darf oder nicht oder doch oder nicht? Niemand weiß genau Bescheid, die Macht des Wissens ist allein der Autorität vorbehalten.
Erbost über diese Tatsache, verspüre ich den Drang, meine Schulsachen aus dem Fenster zu werfen oder zu verbrennen. Ich höre mein Gewissen, das mir flüstert, dass ich lernen müsste, irgendwelche Vokabeln, der nächste Test, was auch immer. *Ich bin niemals fertig.* Alles ist nur ein Aufschieben. Ich

will aber nicht mehr aufschieben. Dass ich diesen ganzen Scheiß eigentlich ignorieren möchte und doch ein schlechtes Gewissen habe, weil ich nichts mache, macht mich fuchsteufelswild.

Ich fühle mich verarscht, weil ich das Bedürfnis habe, produktiv zu sein, aber nicht weiß wie und mich niemals befriedigt fühle – und vor allem, weil propagiert wird, dass mir schulische Tätigkeiten dieses Gefühl von Produktivität und Nützlichkeit von *du bist was wert, denn du bist Gymnasium!,* geben sollen oder würden – und, weil sie eben genau das nicht tun. Ich soll mich darüber definieren, wie moralisch korrekt ich bin und welche Schule ich besuche und wie mustergültig ich das tue.

Ich wünschte, ich wäre ein skrupelloses Arschloch und könnte da drüberstehen; aber es greift einen eben doch an, mein Kopf ist verseucht mit diesem Leistungsgesellschaftsdenken und so sehr ich mich wehre: Es ist doch in mir drin. Es ist in mich reingepflanzt worden und jetzt muss ich es Tag für Tag wieder aus mir rausprügeln, was mehr Energie kostet, als ich aufbringen kann.

Vier Fünftel meiner Zeit verbringe ich mit dem Leistungswettkampf, den ich noch nicht mal als solchen anerkennen kann. Dem ich zwar untergeordnet bin, an dem ich zwar theoretisch teilnehme; aber praktisch verabscheue und von mir wegschiebe, mich verweigere und dagegen auflehne.

Die Uhr sagt halb elf. Blinzelnd fällt mir zusammenhangslos wieder ein, warum ich überhaupt hochgekommen bin und jetzt etwas hilflos in meinem Zimmer stehe.

Als ich mir abwesend durch die Haare streiche, wird mir die Entscheidung glücklicherweise abgenommen: Fettige Haare sind ein guter Grund Duschen zu gehen.

***

„Es ist Sonntag, Iruka. Du hast nix zu tun."
Mist, ertappt. Ausrede erfolgreich widerlegt, beziehungsweise …
„Was ist mit dem Referat am Dienstag?"
„Ja, was ist mit dem?", fragt Maura zurück und klingt verärgert.
„Naja, das muss ich noch vorbereiten."
„Komm zu mir, dann machen wir das zusammen", findet sie auch für diesen Vorwand ein passendes Gegenargument.
„Bitte, Maura."
„Was denn, geht's dir etwa immer noch nicht so gut oder was? Ach Iruka, jetzt hör schon auf, mich immer anzuflunkern. Hast du nen heimlichen Freund oder warum hast du keine Lust mehr mich zu treffen?"
„Quark. Es passt halt grad einfach nicht", erwidere ich mürrisch, weil mir die Ausreden ausgehen und Maura nicht locker lässt.
„Fritzi muss raus, lass uns spazieren gehen", macht sie einen neuen Vorschlag.
„Es passt echt nicht", wiederhole ich mich und füge noch hinzu: „Grüße an Fritzi."
„Klar", antwortet Maura nur schnippisch und wir schweigen uns an.
Nach einer Weile sagt sie schließlich: „Das war's also jetzt? Ende der Diskussion?"
„Es passt nicht", erwidere ich ein drittes Mal und frage mich,

wie oft ich es noch wiederholen muss, bis es bei ihr angekommen sein wird.
„Was ist denn das für eine Aussage? Haste doch ’n heimlichen Freund, stimmt’s?“, witzelt sie unbeeindruckt und wartet auf meine Antwort, die nicht kommt.
„Ach, vergiss es“, fügt sie schließlich gereizt hinzu und verabschiedet sich.
Ich frage mich, wie viele Absagen Maura braucht, um sich nicht mehr mit mir verabreden zu wollen und hoffe im selben Atemzug *ganz viele* und *möglichst wenige*. Unentschlossen frage ich mich, was sie wohl sagen würde, wenn ich beim nächsten Mal einfach wahrheitsgemäß antworte: *Ich habe gerade sturmfreie Bude und muss das ausnutzen, indem ich mich vollfresse und anschließend kotze.*

So bescheuert es klingt, es stimmt. Schon gestern war absehbar, dass ich heute freies Haus haben werde und gestern habe ich mir auch noch fleißig überlegt, mit was ich mich beschäftigen könnte. Da war unter anderen auch die Idee, mich mit Maura zu treffen. Da war ich auch wirklich noch fest dazu entschlossen, etwas Anständiges mit dem Tag anzustellen – ihn mit was auch immer verbringen, *mit was auch immer*. Es gibt so viele Tätigkeiten, so viele *Aktivitäten*. Und, wenn ich nur rausgehe und stumpf durch die Gegend laufe, mir Musik in die Ohren stöpsele und die Stunden bis zum Abend zähle. Oder, die Harry Potter Reihe wieder von vorne zu lesen beginne. Was ist mit puzzeln? Mit CDs sortieren? Hätten sie dringend nötig. Ich könnte auch mein Zimmer mal wieder komplett ausmisten, hätte es auch nötig – und ich etwas zu tun. Im Internet gibt’s lauter Rezepte für Gesichtsmasken, wollte ich auch schon immer mal ausprobieren. Oder die Fingernägel verrückt und bunt lackieren. Tatsächlich mal wieder joggen gehen? Oder schwimmen? Oder mit den Inlinern den Ort unsicher machen. Mit Maura ins Kino, mit Maura in die Stadt, in den Zoo oder auch nur stupide in ihrem Zimmer rumhängen. Anstatt mich durch alles durchzuzappen, wäre einen Film mal komplett anschauen wahrscheinlich auch noch in Ordnung.

Kurz gesagt: Ich habe mir alles Mögliche vorgenommen, heute Morgen jedoch bin ich müde und schlapp aufgewacht, im Halbschlaf die Treppe runter und habe gefrühstückt, ohne nachzudenken. Ich habe so vor mich hingefuttert und mich währenddessen dazu entschieden, mich am besten jetzt gleich anzuziehen und erst mal rauszugehen. Nach meinen drei Broten zögerte ich den Moment des Aufstehens weiter raus, indem ich einen zweiten Kaba trank und mich zu dem Zeitpunkt schon darüber aufregte, dass ich schon wieder nichts machte, sondern faul vor mich hinlümmelte und dabei noch eine Kalorie nach der anderen schluckte. Pünktlich mit dem letzten Schluck verabschiedeten sich meine Eltern, die sich mit irgendwelchen Freunden treffen wollten. Unglücklich machte ich mir den dritten Kaba, immer noch unentschlossen und entschlossen zugleich. *Aufstehen und Rausgehen?* Auf jeden Fall! *Nur wann?* Das ist der Punkt, an dem ich mich selbst hintergangen habe. Der Zeitpunkt war unterbewusst irgendwo definiert als „wenn ich mit frühstücken fertig bin“. *Was mache ich also?* Höre eben nicht auf zu frühstücken.

Ich WILL rausgehen. Ich WILL spazieren gehen. JETZT. Ich bin aber nicht aufgestanden, sondern saß stur am Küchentisch und war abwechselnd dabei mich selbst zu beschimpfen und Ausreden zu suchen, weswegen ich doch drin bleiben könnte. Kaba Nummer drei leerte sich, ohne dass meine Unschlüssigkeit ein Ende gefunden hätte.

Vor mir liegen ein paar unpräzise Ziele, von denen ich mir jedoch nicht mal sicher bin, ob ich sie erreichen möchte. *Ziel: Rausgehen – Sinnigkeitsgrad: Besser als essen – Willigkeitsgrad: unentschlossen.*

Nein, ich schaffte es nicht, mich aufzuraffen. Ich weiß nicht, warum, aber ich hatte, das Gefühl, gegen eine Wand anzukämpfen. Enttäuschung über mich selbst. Das Telefon klingelte; Maura, die mich zu überreden versucht etwas mit ihr zu unternehmen. *Nein.*

Mit einem schlechten Gewissen, weil ich Maura schon wieder abgewürgt habe, obwohl ich Zeit gehabt hätte und es wahrscheinlich ziemlich sinnvoll gewesen wäre sie zu treffen, tigere ich durchs Wohnzimmer und mit jeder verstreichenden Minuten zieht es mich einen Schritt näher zur Küche. *Es ist ausweglos, ich brauche mich doch gar nicht mehr zu wehren, ist doch längst entschieden.* Mein Magen ist schon wieder so weit gefüllt, dass ich ihn spüre, unangenehm spüre. Völlegefühl, ekelhaftes Völlegefühl. Viel zu voll, als dass ich mich jetzt groß draußen bewegen könnte, jeder Schritt ist doch schon zu anstrengend. *Ich will nicht denken müssen.*

Einen Moment lang erwäge ich, Maura noch mal anzurufen und doch etwas mit ihr zu unternehmen, doch ich kann mich nicht dazu überwinden. Ich erwäge eine Menge Dinge und kann mich *zu nichts* überwinden. Also gebe ich auf. Ich habe nicht ernsthaft gekämpft, es stand doch schon heute Morgen direkt nach dem Aufwachen fest.

Ich schnappe mir eine Packung Chips und werfe mich auf die Couch und bewege nur noch meinen mahlenden Kiefer und meinen auf der Fernbedingung tippenden Finger.

Heute ist es nicht wie sonst. Kein hektisches in sich reinstopfen, kein verzweifeltes Erbrechen. Ich weiß, dass erst heute Abend wieder jemand kommt, ich esse den ganzen Tag, und

wenn mir schlecht wird, weil ich zu viel gegessen habe, gehe ich kotzen. Ich verschwinde völlig, schalte den Fernseher an und mich aus. Denke nicht über mich nach, nicht über die Welt und über niemanden sonst.
Es ist wie eine gefräßige Stille, die den ganzen Tag über anhält.

Erst abends, als ich in mein Zimmer verschwinde, weil Eltern und Geschwister zurück sind und die Stille durchbrochen wird, kommt der Gedankenkrieg zurück, der Kopfsalat.
Abwesend lese ich die Titel aller Bücher in meinem Regal durch und versuche mich damit abzulenken. Dabei fällt mir ein, was in diesem Bücherregal noch versteckt ist und nehme wahllos meine Bücher heraus, weil ich vergessen habe, hinter welchen ich es denn versteckt habe.
Kurze Zeit später halte ich mein altes, staubiges Tagebuch in der Hand. Natürlich mit Schloss. Angestrengt überlege ich, wo ich den Schlüssel hingetan habe. Schnell verliere ich die Geduld und knacke das Schloss einfach mit einem Hammer, den ich aus Jims Werkzeugkasten klaue.
Gespannt setze ich mich auf den Boden, und beginne zu lesen. Das Tagebuch ist ungefähr zwei Jahre alt, damals habe ich noch brav mit Bleistift fast jeden Abend irgendetwas aufgeschrieben. Erschrocken blättere ich, nachdem ich ein paar Einträge gelesen habe, nur noch durch und lese hier und da mal ein bisschen. Was ich lese, schockt mich. Mehr als die Hälfte der Einträge drehen sich ums Essen. *Das war schon vor zwei Jahren so?!* Ein Kopf voller Salat, ohne jegliche weiteren Ideen oder Ziele?
Ich blättere wahllos zwischen den Seiten hin und her und lese quer und jeder Eintrag ist eine Enttäuschung für sich. Sie sehen alle ungefähr gleich aus.

Ich kann jetzt zwar ganz genau sagen, was ich wann, wo, was und wie viel gegessen habe – aber ich habe keine Ahnung, was ich eigentlich gemacht habe – neben Sport und Essen natürlich.
Früher war ich auch noch schlanker, Kotzen macht fett. Und trotzdem ist mir anscheinend schon früher aufgefallen, dass ich nur noch über ein Thema rede … ein Thema, das irgendwie alles andere ersetzt hat.
Gedankenverloren switche ich gute anderthalb Jahre zurück:

Kapitel 4

Anderthalb Jahre zuvor / Tagebuch

Mittwoch, 24.1.07

Kraft.Los.

Ich habe letzte Woche plötzlich einen Riesenhunger auf Brot bekommen und statt zwei normalen Scheiben, habe ich echt fünf gegessen. Ich hatte so ein verdammt schlechtes Gewissen, ich hatte die Brote schon gegessen, bevor ich überhaupt darüber nachdenken konnte *(oder wollte?)*.
Es war schon achtzehn Uhr und ich habe mir noch schnell die Laufschuhe angezogen und bin losgelaufen, obwohl wieder gar nicht Lauftag war.
Oh Gott und schwupp, mache ich es schon wieder. Ich rede nur vom Essen.
Aber was habe ich an dem Tag schon noch groß gemacht? Schon morgens hatte ich Lust, ein Brot mit Käse zum Frühstück zu essen, aber das habe ich natürlich nicht gemacht. Morgens esse ich immer Müsli, kein Brot.
Während ich fern gesehen habe, habe ich mir überlegt, ob ich es heute nicht doch noch einbauen könnte, etwas Brot zu essen, obwohl ja eigentlich etwas anderes geplant war. Mittags war ich kurz davor, zu meinem Brokkoli mit Nudeln einfach auch noch Brot zu essen. Aber Kohlenhydrate mit Kohlenhydraten? *Das geht doch nicht!!*
Als ich nachmittags nach dem Spazieren noch einen Apfel essen wollte, lag da dieses Brot außerhalb des Brotfachs. Schon in Scheiben. Käse im Kühlschrank. Fünf Käsebrote!
Wie konnte ich nur?!

Ich hasse diese Anfälle.
Und ich rede ständig nur vom Essen, das ist so frustrierend. Ich meine, was mache ich denn noch? Schule, Essen, Sport? Mir kommt es so vor, als würde ich den ganzen Tag nur essen, als würde mein Leben aus sonst nichts mehr bestehen. Ich lebe, um die perfekte Essensplanung zu erstellen und auszuführen, um meinen Körper fit zu halten mit zu viel Sport und um mich zu fragen, warum ich das mache.
Wer bin ich, was will ich?
Der Witz an der Sache ist ja, dass, wenn ich mich mal objektiv und realistisch betrachte, zwar das Gefühl habe, ständig und immer zu essen, in Wirklichkeit aber meistens nur darüber nachdenke und es gar nicht mache. Ich beschäftige mich den ganzen Tag damit, aber wirklich etwas essen, tu ich nicht so oft, wie ich darüber nachdenke.
Ich warte den ganzen Tag auf meine Mahlzeiten, und wenn ich dann etwas esse, esse ich zu schnell, weil ich es hinter mich bringen will, obwohl ich gerne esse und obwohl ich den ganzen Tag darauf warte. Was genau ist eigentlich mein Problem? Wenn ich das nur wüsste …
Das ist so schwachsinnig.

Samstag, 27.1.07

Knack*s*.

WAAHH. Ich bin so sauer, so wütend, so fuchsteufelswild!! Ich hasse mich selbst! Ich stehe morgens auf und esse Müsli. Im Kopf zähle ich Kalorien, runde noch mal um fünfzig auf und überlege mir, wie viel ich joggen muss, um das wieder loszuwerden. Habe ich einen *Knacks?*

Ich sitze am Schreibtisch, beginne zu zeichnen und warte eigentlich nur darauf, dass ich endlich loslaufen kann, wann ich genug verdaut habe, dass das geht, dass ich wieder kurz vorm Hunger bin und optimal Energie verbrennen kann. *AAH!* Ich sitze wie auf Kohlen und werde immer zappeliger und gleichzeitig aber auch kraftloser. Die Strecke ist *weit. Zu* weit? *Nein, ich sollte allein für den Gedanken noch mal eine extra Runde drehen!*

Diese tausend Überlegungen machen mich fertig! Richtig fertig! Ich bin total paranoid. Spinne ich? Früher hat es mich einen Scheiß interessiert, wenn ich den ganzen Tag nur rumsaß und auch was gegessen habe. Jetzt ist jede Sekunde, in der ich untätig bin, eine Sekunde zu viel. In der Schule sitzt man so viel rum! *Wie halte ich das nur aus??*

STOP! Wie hältst du *das* nur aus? Was soll das? *Hör auf!!*

Also bin ich joggen gegangen. In meinem Kopf die ganze Zeit der Kampf. *Ja oder nein.*

Knack. Knack. Knack. Knack. Der gefrorene Boden unter meinen Füßen.

Knack. Knack. Knack. Mein Kopf, in dem die Verbindungen nicht mehr ganz stimmen. Mein Kopf, in dem was nicht richtig funktioniert. Mein Kopf, der einen Knacks hat. Mein Kopf, der sich über völlig bescheuerte Dinge Gedanken macht. Mein Kopf, der … *jaaa, ist ja gut.*

Gedankenkrieg.

Ist es schlimm, mal einen Tag Pause zu machen? *Halt, überleg mal* – was passiert mit dem Müsli? *Du wirst fett!* NEIN! Werde ich nicht, rede keinen Scheiß. *Oh ja, und wie – ich sehe es doch, fette Sau, du bist nur zu faul.* Ich bin nicht faul!!! *Du hast ja einen Knall, du Spinnerin. Fett fett fett. Faul! Undiszipliniert!* Halt deine verfluchte Fresse, du Arschloch!

Außerdem: Meine engste Jeans ist *zu* eng geworden. *ARGH*, das regt mich auf.

Sonntag, 28.1.07

Mager.Sucht.

Heute bin ich gezwungenermaßen mit in der Kirche gewesen. Meine Mutter hat da wieder irgendeine Rede gehalten (macht sie öfter mal) und wollte unbedingt, dass die ganze Familie sich das anschaut. Na meinetwegen.
Als hätte ich was Besseres zu tun. Mein Leben besteht aus Sport, Essen und nicht wissen, was das alles soll und was mit mir los ist.
Jedenfalls hat mich gleich nach der Messe, wenn alle draußen noch vor der Kirche stehen und sich unterhalten und sich einen schönen Sonntag wünschen, mich die Frau Heinzig angesprochen (Freundin meiner Mutter und eigentlich auch echt okay). Sie hat mich ein bisschen zur Seite genommen und mich gefragt, ob es mir denn gut geht.
Habe wohl etwas verwirrt geguckt, weil sie sofort angefangen hat Beispiele aufzuzählen; ich sei ja so dünn geworden *(ich fresse doch nur!!)* und so bleich und würde unglücklich aussehen. Das fand ich ja fast schon wieder frech. Hallo?! Wird man gleich blöd angemacht, nur weil man abgenommen hat?
Ich habe daraufhin nur gemeint (zum Dünn-Geworden-Sein): „Nicht mit Absicht" und sie hat sich gleich noch mal versichert („Dir geht's auch wirklich gut, ja?") und ich habe heftig genickt, brav gelächelt und bin gegangen.
Einerseits finde ich es eine Ober Unverschämtheit, dass sie mir eigentlich zwischen den Zeilen unterstellt hat, dass ich

magersüchtig bin. Geht's noch. Andererseits bin ich irgendwie froh, dass jemandem auffällt, dass was falsch ist. Ich finde es nur scheiße, dass es in Verbindung mit dem Dünnsein gebracht wird. Was soll das. Den Menschen fallen immer nur die äußerlichen Sachen auf.

Alles läuft so schief, so falsch. Es stimmt einfach nicht.

Und egal wie sehr ich mich auch selbst belüge, ich bin krank! Es geht nicht mehr darum, dass ich Angst habe zuzunehmen, ich habe mich selbst *nicht mehr unter Kontrolle!* Ich brauche es – ich *brauche* es, mir um meine Essensplanung Gedanken zu machen. Ich brauche es, alles in mich reinzufuttern und hinterher zwei Stunden Sport zu machen. Ich bin regelrecht abhängig davon. Denn eigentlich ist doch alles perfekt, wie es ist, ich bin fit und gesund, ich müsste es nur schaffen ausgewogen zu essen und das Thema abschließen. Ich müsste nur wieder anfangen, meinem Körper zuzuhören und alle anderen Gedanken abzuschalten und zu vergessen. Ich könnte in Frieden leben – ohne diesen erdrückenden Gedankenwahnsinn.

Problem ist, dass ich es vielleicht gar nicht richtig will. Ich beschäftige mich doch viel lieber pausenlos damit und fülle so meine Zeit mit Energieaufnahme und Energieabbau aus. Mein kompletter Lebensinhalt. Zu viel essen, zu viel Sport machen. Kalorien zählen, mich selbst meinen eigenen wirren und wahnwitzigen Plänen und Kontrollen zu unterziehen.

Ich will das doch nicht! Verdammt noch mal. Warum kann ich nicht loslassen? Warum klammere ich mich so verzweifelt daran fest?

Ich will von den anderen in Ruhe gelassen werden. Ich will alleine über mich entscheiden dürfen. Ich will um Hilfe bitten dürfen, wenn *ich* so weit bin. Ich will nicht zur Hilfe gezwungen werden. Ich will nicht als magersüchtig bezichtigt werden.

In eine Schublade gesteckt, als *krank* bezeichnet und gezwungen werden, zu essen. Als wäre das die Lösung meine Gedanken wieder zu normalisieren. Als wäre es die Lösung, mich wieder zu *normalisieren.*
Mehr essen bringt gar nichts. Mich zum Essen zwingen. Das hilft nicht.
Alle sehen, wie ich abnehme, mich zurückziehe und meinetwegen bleich und blass aussehe. Also sucht man nach einem Problem, um eine Lösung finden zu können. Erst, wenn die Leute ein definierbares Problem vorgelegt bekommen, können sie helfen.
Jemand wird dünner. Dünn dünner. Die einfachste, schnellste, nächstliegende Idee? *Magersucht.* Schublade auf, Iruka rein, Schublade zu. *Iruka ist magersüchtig.* Sie muss also mehr essen.
N E I N! L A S S T M I C H I N R U H E!
Was wirklich dahintersteckt, interessiert doch sowieso niemanden. Mein ganzes Essensgerede, mein Sport, meine übertrieben exzessive Kontrolle – scheiß drauf. Ich fände viel wissenswerter, was das soll. *Warum* ich das mache.

Die Anderen.
Ich.

Ich weiß nicht, was ich tun soll,
bin gefangen in mir selbst.
Ich ertrage mich *nicht*
und keinen anderen.
Ich will meine Ruhe
und endlich in Ruhe gelassen werden.

Überall fordernde Blicke
überall lastender Druck, der sich auf mich legt.

Warum lasst ihr mir nicht meinen Frieden
und mich friedlich leben.
Ich kann so nicht leben
werde erdrückt von der Last,
die auf mir lastet.
Eure Blicke *lasten auf mir,*
erdrücken mich.
Ich kann das nicht,
will das nicht länger ertragen.

Verschwindet!
Geht fort mit euren Blicken,
geht fort mit euren fordernden Worten.
Legt sie mir nicht auf.

Wer bin ich,
dass ich euren Verpflichtungen
nachzukommen habe.
Wer bin ich,
dass ich mich euch
mitteilen müsste.
Wer bin ich,
dass ihr mich fordert, Dinge zu tun,
die nicht von meiner Absicht sind.
Wer bin ich,
dass ihr glaubt,
ihr hättet recht auf meine Gefühle.
Wer bin ich,
dass ich die Erwartungen erfüllen sollte,
die ihr an mich kettet und mir nachhängt.

Wer seid ihr,
dass ihr glaubt,
ihr hättet recht dazu?

Mittwoch, 31.1.07

Hilfe.Hilfe.Hilfe.

Ich *fresse.*
Wie bitte??? Ja genau – ich esse und esse und esse. Das ist so widerlich. Das ist krank. *WARUM.* Warum esse ich, obwohl ich keinen Hunger habe. Esse einfach weiter. Höre auf zu denken, esse nur noch. Satt ist das Gefühl, den Hunger gestillt zu haben. Wo ist das hin? Hallo Satt-Gefühl?!!
Ich bin echt *krank*, wenn ich so was mache.
Ich hasse es. Aber anscheinend nicht so sehr, als dass ich es lassen würde.
Ich warte jetzt noch eine Weile und dann gehe ich joggen. *Gott, ich werde fett, wenn das nicht aufhört!*
Ich könnte fluchen und schreien, heulen und wild herum brüllen. ***W A R U M?!***
Außerdem ist mir aufgefallen, dass ich gar nicht mehr richtig schmecken kann. Ich weiß gar nicht, was mir gut schmeckt oder nicht? Ich esse, weil mein Kopf mir sagt, dass das und jenes gut für den Körper ist und ihm Mineralstoffe oder Vitamine oder sonst irgendetwas bringen.
Ein Apfel oder eine Banane? *Einen Apfel hattest du heute schon, also die Banane. Wobei die Banane mehr Kohlehydrate und Kalorien hat. Aber auch mehr Magnesium. Ballaststoffe haben beide gleich viele. Mehr Proteine in der Banane. Aber auch mehr Kalorien.* Also doch einen Apfel? *Hm.* Eine Banane. *Nein.* Ach, verdammt.

Die Zeit tröpfelt so vor sich hin. Es ist sowieso egal. Ich verschwende meine Zeit immer mit demselben Verhaltensmuster. Das macht mich fertig. Es muss endlich was passieren, ich halte es in meinem Leben langsam nicht mehr aus.
Ich habe mir meinen eigenen kleinen Alltag aufgebaut und fliehe mich hinein. Wo ist dabei mein Leben geblieben?
Es ist irgendwie still in mir geworden. Eine Art Gleichgültigkeit. Ich bin verschwunden, ich bin nicht ich. Ich weiß es, ich fühle es. Ich bin nicht mehr da.
Ich hab mich eingesperrt in meinen Plänen und jetzt komme ich da nicht mehr raus.
Warum habe ich nichts anderes mehr? Früher war da doch noch mehr in meinem Leben? Wo ist das jetzt?
Selbstverstärkender Prozess: neue zwanghafte Gewohnheiten, weniger Platz für den Rest des Lebens. Rest des Lebens verschwindet, neue zwanghafte Gewohnheiten. Kein Rest des Lebens mehr vorhanden, nur noch neue zwanghafte Gewohnheiten. Und jetzt? Nichts mehr übrig. Ein Haufen Gewohnheiten mit nichtssagendem Inhalt. Inhaltslos. Ohne Inhalt. Leer. Unbrauchbar. Gar nicht vorhanden.
Ich bestehe aus meiner eigens angewöhnten Angewohnheit, aus meiner Gewohnheitssucht.
Steckt dahinter überhaupt noch etwas? Oder würde ich komplett verschwinden, wenn man mich in einem Bad mit einem Gewohnheitsauflösungsmittel baden würde?

Ich fühle mich so hin und her gerissen. Es gibt zwei Wahrheiten in meinem Kopf, zwei Meinungen, zwei Stimmen. Zwei durch und durch gegensätzliche Vorstellungen von dem, mit was ich mich beschäftigen soll, wie ich mich zu verhalten habe, wer ich bin und darstellen möchte.
In einem Moment denke ich mir, dass ich endlich wieder nor-

mal essen möchte, nicht so viele Gedanken daran verschwenden will, essen kann, worauf ich Lust habe, wann ich Lust habe und wie ich Lust habe. Basta Ende aus. Und wenn ich dabei ein wenig zunehmen werde, okay, dann muss ich das in Kauf nehmen. Ich möchte einen gesunden, fitten Körper und kein Klappergestell sein und auch keine Fresserin und kein krankes Nervenwrack.
Eine Minute später hasse ich mich und die ganze Welt und bin froh, dass ich wenigstens *etwas* habe, das nur mir ganz allein gehört. Mein Körper. Niemand hat mir da reinzuquatschen und ich darf gefälligst auch so viel abnehmen, wie ich möchte und so dünn sein, wie ich möchte, und kann tun und lassen, was ich möchte.
Wer davon bin ich?
Ein dauerhaftes Hin und Her in meinem Kopf, mal gewinnt die eine Stimme, mal die andere. Immer öfter die eine. Immer öfter die andere. Immer öfter auch keine von beiden. In meinem Kopf ist es zurzeit definitiv *viel viel viel* zu LAUT.
Ob ich vielleicht beide bin? Eine böse und eine gute Iruka. Nur welche ist gut, welche ist böse? Denn was bliebe mir noch, wenn ich meine Zwanghaftigkeit auch fallen lasse? Meine ganzen mehr oder weniger unbewusst eingeprägten Gewohnheiten. Kein Essen nach achtzehn Uhr. Morgens immer einen Kaffee, weil er appetithemmend sein soll. Kein Kaba, zu viel unnötige Kalorien, kein Cappuccino. Kaffee nur mit einem ganz kleinen Schluck Milch.
Immer so früh wie möglich ins Bett gehen, um nächtliche Esslust zu vermeiden. Jeden Tag Sport machen, mich so viel bewegen wie möglich. Viel rausgehen. Jeden Morgen Müsli, kein Brötchen oder Brot. Kein Saft, nur Wasser. *WAAAH.* Es ist grässlich. Und trotzdem? Vielleicht brauche ich das alles, damit ich eben überhaupt etwas habe. Ist das nicht ärmlich –

ich brauche so etwas, weil ich sonst gar nichts mehr habe, woran ich mich festhalten kann.

Freitag, 1.2.07

Meine Maske

Ich kann sie nicht halten,
kann meine Maske nicht länger wahren.
Meine Maske zerfällt.

Der Schein,
mit dem ich euch blende,
verblasst.
Mein Kostüm ist alt und grau
und will mich nicht länger verhüllen.
Mein Kopf ist voll und leer,
doch hat den Rollentext vergessen.
Die Figur, die ich darstellte
und zu verkörpern suchte,
verfällt in ihrem Wesen.
Die Charakterzüge ihrer
verschwimmen und lösen sich auf.

Meine Maske zerfallen,
der Schein verblasst,
das Kostüm ergraut,
der Text vergessen.
Das Schauspiel spitzt sich zu,
es engt mich ein.

Doch Maske, Schein, Kostüm und Text
haben mich verlassen
und die Figur löst sich auf.

Übrig bleibe nur ich,
allein auf einer Bühne
allein in einem Schauspiel,
dass ich nicht mehr spielen kann.

Was jetzt?

Kapitel 5

Jede Sucht hat einmal als Suche begonnen.

„Vielleicht sind die Stricke in denen du dich verfangen hast dein einziger Halt ...
... Und nun stehst du da und blickst auf dich herab. Blickst hinab auf eine Welt, die du dir geschaffen hast, siehst die allzu engen Ränder deines Horizonts, lässt dich von ihnen begrenzen.
Eingezwängt fühlst du dich, beschränkt und umzäunt, weil du dir selbst einst den Blick über die Grenzen deines jetzigen Raumes versagt hast und nun, erblindet davon, unfähig bist, wieder darüber hinaus zu sehen.
Du hast dir selbst die Sicht verwehrt, hast dir dein eigenes Sehvermögen genommen, in vollem Bewusstsein und aus eigenem Antrieb heraus und nun beklagst du dich darüber?
Dazu hast du weder recht noch ist es in irgendeiner Form gerechtfertigt, denn einzig du bist doch der Verursacher deiner eigenen Beschränktheit und somit auch der Einzige, der dieses Befinden erneut ändern könnte.
Und so stehst du da, gefangen in dir selbst und unfähig die selbst geschaffene Enge deines Bewusstseins zu überwinden, entzweit von einem inneren Zwiespalt.
Denn sobald dein Verstand auch nur in Betracht zu ziehen wagt, diesen Horizont abermals auszudehnen, wehrt sich deine Gewohnheit, deine Engstirnigkeit, die jeden Versuch, jeden Gedanken daran in Stücke zerreißt und dein Hunger nach Sicherheit frisst dich auf; der Schutz, den dir deine Kurzsichtigkeit bietet, hält dich fest umschlungen, obgleich es letzten Endes sie doch ist, die diese Enge deiner Selbst erst erforderlich macht.“

Schmunzelnd klappe ich mein Tagebuch wieder zu – ich trinke wieder Kaba, jeden Morgen. Und Müsli hasse ich mittlerweile so sehr, dass ich es gar nicht mehr esse. Mittlerweile besitze ich auch keine Waage mehr, die habe ich damals in einem Anfall aus Raserei weggeworfen. Letztlich weiß ich also nur, dass ich zugenommen habe und nicht mal, wie viel. Mein objektiver Verstand sagt, dass das gut so ist. Meine subjektive Empfindung stattdessen sehnt sich unheimlich wieder nach etwas, an dass sie sich klammern kann. An einem dumpfen Gegenstand, der einem die Kontrolle und somit auch die Selbstverantwortung abnimmt.

Es ist krass, welchen Unterschied es macht, wenn man plötzlich unabhängig von der Waage entscheiden muss, ob man nun Hunger hat oder nicht? Ob das eigene Körpergefühl nun trügt oder nicht? Ob man das Recht hat, stolz auf sich zu sein? Wenn man das Vorhaben hat, abzunehmen, ist so ein Körpermessungsgegenstand in den meisten Fällen unentbehrlich, irgendwer muss doch entscheiden, ob das Vorhaben geglückt ist oder nicht.

Und wenn man nicht aufpasst, hat man bald schon eine neue beste Freundin gefunden, eine *Leiden*schaft im wörtlichen Sinne entdeckt, die größte moderne Hassliebe einer Frau.

Auch ich hatte mein ganz persönliches Zeitalter der Waage. Angefangen von alle paar Jahrhunderte mal draufgestellt und übers Ergebnis gestaunt, egal in welchem Sinne – bis hin zu täglich fünfmal nachkontrollieren, ob auch noch alles beim Alten ist. Angefangen haben die Bedenken erst bei fünf Kilo Plus oder Minus – irgendwann waren hundert Gramm schon echt heftig viel.

Was zuerst dann und wann ein Wiegen war, wurde zur Sucht. Die Wiege-Sucht. Ich denke im Nachhinein, dass ich ein regelrechter Waagejunkie war.

Die Waage. Ein lebloser Gegenstand, der dir anzeigt, wie schwer du bist. Weiter nichts. Neuerdings kommen noch unzählige andere fantastische Funktionen hinzu, wie Körper-

fettmessung oder Wasserhaushalt oder sonstige unnütze Dinge.
Es erinnert mich immer an die Puls- und Blutdruckmesser, Schrittzähler mit eingebauter Messung von verbrannten Kalorien (und so weiter), die manche Jogger mit sich herumschleppen. Diese Geräte erklären einem ganz genau, wie schnell du laufen musst, damit du einen optimalen Trainingseffekt hast, du deinen Körper optimal belastest und sowieso alles optimal aufeinander abgestimmt ist.
Ist es nicht viel wichtiger, dass du dich beim Laufen wohlfühlst und deinen Körper selbst einschätzen lernst? Warum braucht man ein Gerät, das einem sagt, wie man sich gerade zu fühlen hat, ob man sein Lauftempo steigern muss oder der Puls zu hoch ist? Irgendwo zwischen den Zeilen verliert sich für mich der eigentliche Zweck vom Joggen.
Ich dachte immer, man geht joggen, weil man spürt, dass es einem gut tut. Weil man einen inneren Bewegungsdrang hat und es einem hinterher besser geht. Weil es Spaß macht. Weil man seinen Körper besser kennenlernt und sich dieses positive Körpergefühl damit verbessert.
Weil es eine Art Bewegung ist, die mir Freude bringt.
Und wenn ich das Ganze jetzt auf die Waage oder das Abnehmen übertrage, denke ich, dass der einzige Grund, den ich aus meiner jetzigen Sicht als annehmbaren Grund fürs Abnehmen akzeptiere, ist, dass man sich wohler fühlen möchte. Jeder kann verstehen, dass die lästigen fünf, zehn oder fünfzehn Kilo ziemlich nerven können (und auch den Körper nerven), denn man muss sie ständig mit sich herumschleppen. Das ist übertragbar auf: „Man nimmt ab, weil es die Gesundheit verlangt". Ja, richtig: Deinem Körper geht es besser, wenn er nicht immer mit einem Zuviel an Ballast leben muss und

das wirkt sich natürlich auch positiv auf das Wohlbefinden aus.
Ergo: Man nimmt ab, um sich wohlzufühlen.
Kann einem die Waage sagen, ob man sich wohlfühlt? Nein. Die Waage ist das lästige Gerät an deinem Handgelenk, das dir irgendwelche Körperfunktionen erklärt, weil du verlernt hast, deinem Körper richtig zuzuhören. Die Waage schmeißt dir nur ein paar belanglose Zahlen an den Kopf.
Für mich jedoch waren es keine belanglosen Zahlen. Meine Waage war der Herrscher meiner Scheinwelt, es ist fast lachhaft, wenn ich mir vor Augen führe, welche Funktionen sie alle für mich übernommen hat. Wie typisch menschlich seine Verantwortung einfach auf jemand anderen oder etwas anderes abzuschieben. Hätte die Waage sprechen und mir Befehle geben können, wäre ich wohl der ergebenste Diener gewesen … ach nee, das war ich ja auch so schon. Jemand, der:
Die Stimmung,
den Grad an Glücklichkeit,
das Hungergefühl,
den gesamten Erfolg oder auch Misserfolg einer Person,
das Wohlbefinden,
und ob man nun ein disziplinloses, faules Miststück ist oder nicht,
vorhersagen kann – der muss schon recht weit oben in der Nahrungskette stehen.
Man gibt die gesamte Kontrolle für das eigene Empfinden in fremde Hände. Die Waage ist der Ersatz für das eigene Ermessen der eigenen Gefühle. Sie ist schuld an allem und die Ausrede für alles.
Warte, was war eine Waage doch gleich? Ein lebloser Gegenstand, der weiß, wie schwer du bist, aber eben keine Ahnung von deinem Wohlbefinden hat oder je haben könnte … nur *ich* machte es eben davon abhängig. Ich glaube nicht, dass man

Waage weg – normale Gewichtsschwankungen

noch hinzufügen muss, wie viel Blödheit man in sich haben muss, um so was zuzulassen.
Die gute Nachricht ist: Leblose Gegenstände können sich nicht wehren, wenn man sie zum Fenster rauswirft …!
Schon viel früher kam mir damals ein Gedanke. Schon damals wusste ich irgendwie, irgendwo weit entfernt in den Untiefen meines Kopfes, dass das doch *eigentlich ein klein wenig* unsinnig ist … sich tagtäglich aufs Neue zu unterwerfen und fünfmal nachzukontrollieren, ob man das getrunkene Glas Wasser auch schon auf der Waage wiederfinden kann, ob es einen Unterschied macht, wenn man davor noch aufs Klo geht, ob man geduscht mehr wiegt, als davor?
Eines Tages kam mir dann ein erschütternder Gedanke: Man bekommt mit der Zeit natürlich ein gutes Gespür für sein Gewicht, wenn man sich jeden Tag auf die Waage stellt und nachprüft. Es ist erschreckend, wie gut man es kann einschätzen lernt, oft konnte ich davor schon ziemlich genau erraten, ob ich mehr oder weniger wiege. Das Gespür dafür wird extrem genau und die Wichtigkeit, die man den Zahlenbeträgen beimisst, steigt exponentiell.
Und da ist mir Folgendes in den Sinn gekommen: *Was ist, wenn die Waage nicht ganz genau ist und ich in Wirklichkeit zwei Kilo mehr wiege?*
Die Vorstellung, in Wirklichkeit zwei Kilo schwerer zu sein, war ein regelrechter Weltuntergang. Könnte doch auch sein, dass es fünf Kilo mehr sind, keine Ahnung! Denn mein Gespür für die Waage und mein Gewichtsverhältnis hatte ich ja nur über diese Anzeigen aufgebaut.
Es könnte aber auch anders herum sein: In Wirklichkeit bin ich schon drei Kilo leichter.
Das wäre eine so unglaublich schöne Vorstellung … und Euphorie oder Depression hingen ganz allein von diesem Gegen-

stand ab, der mir ein paar Zahlen hinwirft, etwas anderes anzeigt.
Extrem schwachsinnig oder?
Bis diese Tatsache auch dazu geführt hat, dass ich mich aus der Abhängigkeit befreie, hat's allerdings noch etwas gedauert. Wie auch, das war schließlich nicht nur mein oberstes Gericht, sondern auch der scheinbar einzige Halt. Kein Wiegen hätte ja bedeutet, dass alles bisherige völlig sinnlos war – ich hätte ja gar nicht mehr gewusst, ob ich jetzt stolz auf mich sein kann oder mich noch härter rannehmen muss … die eingebildete Sicherheit verpufft ohne Zahlenkontrolle augenblicklich.
In einem Wutanfall ist die Waage schließlich doch rausgeflogen und das war das Beste, was hätte passieren können. Solange man sich wiegt, lügt man sich in die eigene Tasche. Eine herkömmliche Waage weiß ja noch nicht mal, ob sich nun tatsächlich das Fett verdoppelt hat oder nur die Muskelmasse. Eine Waage weiß einfach gar nichts. Sie knallt einem ein paar Zahlen an den Latz und zehntausend Dumme machen sich dessen untertan und verlernen willig, wie man einem Körper zuhört. Und das Einzige, das hilft, ist die Schocktherapie, ein kalter Entzug. Weg damit – auch, wenn man denkt, man stirbt gleich … aber wisst ihr was – ich lebe noch. Ohne mich zu wiegen, ohne in diesem Moment zu wissen, wie schwer ich bin. Ich bin der lebende Beweis, dass man ohne Waage überleben kann. Und es ist viel leichter auf sich selbst, sein Gefühl und seinen Körper hören zu können, wenn niemand mehr mit belanglosen Zahlen dazwischenquatscht und einem etwas anderes weismachen will. Keine Abhängigkeit mehr, niemand, der vermeintlich rumkommandiert. Die Verantwortung für mich selbst wieder in den eigenen Händen.

Einen Moment zögere ich, doch dann nehme ich beide Tagebücher wieder in die Hand, blättere sie noch mal durch. Nein, ich denke, deren Zeit ist endgültig vorbei. Nachdenklich gehe ich nach unten und werfe sie draußen in die Mülltonne. *Die haben wirklich keinen Platz mehr in meinem Leben.* Oft denke ich fast sehnsüchtig an früher. Nein, nicht nur fast. Sogar *sehr* sehnsüchtig, flehentlich, demütig und voller Wehmut: an die *schlanke* Zeit. Es gab eine Zeit, da konnte ich mir nicht mehr vorstellen, wenn es sich anfühlt, wenn sich die Oberschenkel im normalen Stehen berühren – jetzt weiß ich es wieder. Wie es ist, wenn man seine Hand nicht mehr auf einen steinharten Bauch legt, sondern reindrücken kann. Wenn auch nur einen Zentimeter. Wenn die Klamotten enger werden, ist das die größte Qual, noch viel schlimmer als die Zahlen auf der Waage (bevor man sie rausschmeißt). Alle zu engen Klamotten blieben natürlich im Schrank, denn es ist gar keine Frage, dass man in kürzester Zeit da wieder reinpassen wird. Ich habe über ein halbes Jahr gebraucht, um zu akzeptieren, dass *ich nicht mal eben schnell zehn Kilo abnehme und übermorgen wieder in die alten Klamotten passe.* Und masochistisch, wie man ist, zwängt man sich jede Woche wieder in eine zu kleine Hose und testet, ob sie wieder passt – stellt gedemütigt fest, dass sie eher *noch enger* geworden ist und man jetzt nicht einmal mehr mit einem Bein komplett reinpasst.
Ich bin nicht dick. Nicht mal pummelig. Mein Verstand sagt mir normal. Proportionen lassen sich an und für sich sowieso nicht ändern, ich kann ab- und zunehmen so viel ich will: Das Verhältnis meiner Schenkel zum Bauch, von Kopf zu Schultern, von Wade zu Taille bleibt gleich.

Ich weiß, dass ich schon im Kindergarten ein anderes Mädchen bewundert habe, aber sicherlich nicht wegen ihres Äuße-

ren. Ich weiß, dass ich mich schon in der fünften Klasse geschämt habe, mich im Badeanzug zu zeigen. Ich war auch da nicht dick, aber schlank eben auch nicht und trotzdem schon irgendwie voller Komplexe. Zweifel sticheln mit Minderwertigkeitsgefühlen, die Selbstsuche hinterlässt nichts als drei große Fragzeichen im vierzehnjährigen Kopf.
Zugegebenermaßen kommt man recht schnell auf die Idee: *wenn ich dünner wäre …;* Ist ja auch nicht so, als wäre man mit zehn Jahren noch vom Schlankheitswahn verschont, das ist zu der Zeit schon längst in der Hirnhaut eingraviert, das Ideal findet spätestens im nächsten Werbeprospekt, dem nächsten Plakat, der nächsten Zeitschrift, dem nächsten Film. Und die Hysterie, die um die Sportfaulheit der Gesellschaft gemacht wird, geht auch nicht an einer kleinen, unschuldigen Zehnjährigen vorbei.
Es kommt der Punkt, an dem man denkt, abnehmen wäre tatsächlich eine Lösung. Nicht bewusst, nicht *klick, ach so, aha.* Da ist nur dieser Gedanke, die Verlockung, und wenn man schlank (und natürlich noch ein bisschen schlanker) ist, kann man sich auch endlich hübsch anziehen und dann mögen einen die Jungs und man wird bewundert und … es käme theoretisch wirklich der Punkt, an dem man sagen könnte *Ich mag mich.* Macht Dünnsein glücklich? Nach dieser Definition, ja.
Der größte Trugschluss und die größte Lüge, mit der ich mich jemals selbst belogen habe.

Eine Sucht beginnt schleichend. Es pendelt sich langsam ein. Zuerst hier und da etwas weggelassen, kleinere Portionen, weniger essen allgemein. Dann kommen Verbote einzelner Lebensmittel dazu, eine Einschränkung, die sich Zentimeter für Zentimeter weiter erstreckt und die eigene Freiheit einengt. Irgendwann kann man gar nicht mal mehr sagen, wie und warum das alles eigentlich begonnen hat, Gewohnheiten, die längst zum *Normal* geworden sind, werden nicht mehr hinterfragt.

Denn egal mit wie vielen Schwierigkeiten man sich gerade auch herumschlagen musste, solange die Waage langsam, aber stetig eine niedrigere Zahl anzeigte, war alles in Ordnung.

Wenn die Welt um einen herum zusammenzubrechen schien, alles unsicher und unkontrollierbar war – eines war sicherlich kontrollierbar: das eigene Gewicht.

Erst später, als es schon zu spät war, wurden mir Stück für Stück buchstäblich die Augen geöffnet und man beginnt zu realisieren, dass Abnehmen doch keine Lösung ist, so doof sich das anhört. Meine erste Vorstellung vom Dünnsein war, dass alle meine sonstigen Probleme und Anliegen sich damit entweder auch lösen oder einfach am besten gleich ganz *auf*lösen (in Luft zum Beispiel). Dünnsein beziehungsweise Abnehmen ist schließlich die Antwort auf ALLES.

Permanentes Abnehmen ist permanentes annähern an ein Ziel. Solange man ein Ziel vor Augen hat, ist man beschäftigt. Beschäftigt und doch gleichzeitig wartend – ausharrend. Man wartet auf die Universallösung, die doch genau dann eintreten müsste, wenn man sein Wunschgewicht erreicht hat. Dass das Wunschgewicht nie erreicht wird, merkt man erst später: *Denn zwei Kilo weniger sind glaube ich doch noch drin, oder? Und dann höre ich auf, aber die müssen es noch sein …*

Irgendwann ist man dürr, unweiblich, passt in Hosengröße sechsunddreißig und muss schmerzlich feststellen, dass Enttäuschung tatsächlich das Ergebnis lauter falscher Hoffnungen ist. Leider ist mir das erst *zu spät* klar geworden und im nächsten Satz muss ich alle Abnehmwilligen und damals auch mich selbst, bitter enttäuschen: *Es stimmt nicht.*

Abnehmen ist leider nicht die Antwort auf alles und es ist schon gar nicht die Lösung aller Probleme.

Es ist echt verrückt, was man für Antworten bekommt, wenn man Mädchen fragt, warum sie abnehmen wollen. Da kommen die unrealistischsten, krassesten und idealistischsten Ideen, was Dünnsein alles in ihrem Leben bewirken soll. Man könnte Seiten damit füllen.
Die gängigsten Gründe darunter sind natürlich: Um schön zu sein, um glücklich und zufrieden mit sich selbst zu werden, um sich wohlzufühlen, um Jungs zu gefallen, um beliebt zu sein, um auf sich stolz sein zu können, um Komplimente zu bekommen, um selbstbewusst (er) zu werden.
Aber eine Antwort ist beinahe überall zu hören, und es ist gleichzeitig die, die alle diese anderen Vorstellungen und Hoffnungen mit *einem einzigen Wort* ausdrücken kann: *Perfektion.* Das, was man damit durch das Abnehmen anstreben will, ist also die Verwirklichung des Adjektivs „perfekt“. Die Ironie des Ganzen liegt wohl darin, dass *perfekt* ein komplett auslegbarer Begriff ist. Ich meine, was ist denn schon perfekt? Wer bestimmt perfekt? Perfekt ist eine genauso subjektive und interpretierbare Idee wie der Rest des Lebens auch.
Es gibt keinen Maßstab für perfekt, keine Richtlinie. Jeder ist genau so perfekt, wie er sich für perfekt hält. Im Endeffekt wird man diesen Zustand der Perfektion jedoch nie erreichen, selbst wenn man ihn für sich selbst schon zurechtgelegt hat, wie und wo man ihn gerne haben möchte.
Die Frage ist nun wohl: Warum bin ich denn nie angekommen im Ziel des perfekten Zustandes? Man könnte behaupten, ich *wollte* mein Ziel gar nicht erreichen und das stimmt wahrscheinlich auch, denn das wäre dann das Ende des Weges gewesen, an dem ich mir hätte eingestehen müssen: *Trugschluss!!*

Dünnsein – nicht = Perfektsein? Das Einzige was ich nicht beeinflussen kann?

Dünnsein macht nicht perfekt, sondern höchstens krank und unglücklich, weil man auf dem Weg zur gefühlten Perfektion seine komplette Individualität abgelegt hat, nicht nur den Körper, sondern auch den Geist hat verhungern lassen und jetzt steht man blöde da und weiß nichts mehr mit sich anzufangen, weil die Gedanken leer sind, wenn sie nicht mehr ums Abnehmen kreisen.

An den Punkt zu kommen, ist sehr anstrengend, denn wie man weiß: *Zwei Kilo weniger sind, glaube ich, doch noch drin, oder? Und dann höre ich auf, aber die müssen es noch sein …*

Nein – ich wollte gar nicht ans Ziel kommen, was daran lag, dass der Gedanke, kein Ziel mehr zu haben, unerträglich war. Diesen Endzustand des eigenen perfekten Lebens, bestimmt durch die perfekte Kilozahl, gibt es nicht. Man muss plötzlich realisieren, dass diese Wunschvorstellung immer eine Wunschvorstellung bleiben wird. Ein perfektes Leben ist nun mal nicht an ein bestimmtes Körpergewicht gebunden (wäre ja auch zu einfach, nicht wahr).

Die allzu perfekte Perfektheit mit dem dünnen Körper ist also leider doch nicht so perfekt, wie man gedacht hat. Und eigentlich ist mehr noch: Nämlich das totale Gegenteil vom Perfekt, denn jetzt hatte ich – im Gegensatz zu davor – ein riesengroßes Problem:

Mein ganzes Dasein drehte sich um Kalorien, Abnehmen, Sport und Waageabhängigkeit und irgendwo dazwischen hatte sich der Wunsch versteckt, endlich *leben* zu können, doch jetzt war ich weiter davon entfernt als je zuvor.

Wie kann man sich eingestehen, dass man eigentlich gar nicht mehr lebt? Man ist nur noch dem Kalorienmaß für den heutigen Tag hinterher, den man möglichst schnell beenden will … eigentlich versucht man nur noch möglichst viel Zeit zu verschwenden, in der man bestenfalls nichts isst. Die Zeit

an sich zählt nicht, von Bedeutung ist nur das Ergebnis hinterher.
Bewusst also schob ich diesen Traum des Lebens, von Perfektionismus zwar vor mir her, den ich durch stupides Abnehmen verwirklichen wollte, aber unbewusst hielt ich mich selbst davon ab, um, erstens ein Ziel zu behalten und zweitens, um nicht herausfinden zu müssen, dass es nicht realisierbar ist.
Was passiert, wenn einem bewusst wird, dass alles, was man macht, absoluter Schwachsinn ist und man realisiert, dass man alles andere dafür aber aufgegeben hat?
Da war nichts mehr, an dem ich Freude hatte. Meine früheren Hobbys waren nur noch Zeitvertreib im wahrsten Sinne des Wortes: *Zeit-vertreiben.*
Es ging nur darum, die Zeit zwischen den Mahlzeiten, dem Wachsein und der Schlafenszeit zu überbrücken. Aber es machte mir alles *keinen Spaß* mehr.
Dieses Dasein, diese Freude an etwas, sich auf etwas konzentrieren können und nur im Jetzt zu leben, hab ich verlernt, habe es mir praktisch selbst abgewöhnt.
Das Jetzt war schließlich nicht Ziel meines Vorhabens, es ging nur um die Zukunft, darum, irgendwann einmal zu leben, schön und dünn zu sein, eben perfekt.
Das Einzige, was Dünnsein dann aber gebracht hat, war Gesprächsstoff für andere. In der Schule, in der Stadt, daheim, unter Freunden: überall dieses „Magersuchts"-Gemunkel und die besorgten Blicke. Überall Blicke.
Kontrollierende Blicke, traurige, wütende, eifersüchtige, abwertende, beobachtende, musternde Blicke. Besorgte Worte, kontrollierende, wütende und traurige, eifersüchtige und abwertende Worte. Ich habe mich permanent unter Druck gesetzt gefühlt, beobachtet und kontrolliert. Alle hinterfragten meine Ernährungsweise und zwischen besorgten und eifersüchtigen

Stimmen war kaum zu unterscheiden. Eine fordernde, erwartende, forsche und wie immer nicht zuletzt besorgte Aufmerksamkeit. Mich belastete das extrem. Über mich wurden nicht nur vorschnelle Urteile gefällt, sondern ich musste auch noch alle dazu gehörigen gut gemeinten Ratschläge über mich ergehen lassen. Überall wurde unter verdeckter Hand und mir durch die Blume gesagt, dass ich mehr essen muss, dass ich zu dünn bin, dass „Magersüchtig" kein so ferner Begriff mehr als Beschreibung über mich sei.
Nicht einmal die Idee, dass ich, wenn ich dünn bin, tragen kann, was ich möchte und in alle Klamotten rein passe, bewahrheitete sich. Stattdessen war mir alles zu groß, alles sah unförmig und unpassend aus und Klamotten, die tatsächlich passten, fand ich kaum. Es war genau das gleiche Spielchen wie früher. Eine Frau findet nie, was ihr passt und gut aussieht, egal welche Figur sie hat.

Diese Lösung auf diese Problematik, die fiel leider nicht ganz so aus, wie ich es mir erhoffte, denn sie war nicht nur Grund, dass ich bald wieder mehr wiegen würde als je zuvor, sondern eröffnete mir auch eine ganz neue, noch beängstigendere Dimension des anormalen Essverhaltens.

Bulimie ist für mich viel mehr ein Gefühl, als ein Zustand. Selbst die Bezeichnung an sich – *Ess-Brech-Sucht* – eine Krankheit? Irgendwie klingt es entweder nach einem Trend, einer vorübergehender Modeerscheinung oder aber es könnte den Anschein eines Infekts erwecken. Ich empfinde es nicht als Krankheit, als eine körperliche Beschwerde, als *ein Leiden* unter dem ich leide.
Ich leide unter Bulimie … das hört sich nicht nach Bulimie an, nicht nach dem, was sich wirklich dahinter verbirgt. Es hört

sich nach einer übergreifenden Bezeichnung für etwas an, das sich eigentlich – wenn überhaupt – nur von Fall zu Fall bezeichnen lassen könnte.

Ich *litt* nie an Bulimie – ich habe sie mir *ausgesucht*. *Aus-ge-**sucht***. Meine *Aussuche* und eine *Sucht*.
Und so filtert sich aus dem *ausgesucht* nicht nur die Sucht heraus, sondern auch eine Suche – *nur, nach was?*

Anfang Sucht - was steckt in dem Wort?

Kapitel 6

Dann halt ab morgen.

Blind vor Wut renne ich in mein Zimmer, schmeiße die Türe mit einem Knall zu, der wahrscheinlich sogar noch im Treppenhaus widerhallt. Zeit und Raum lösen sich auf, verschwimmen in einer hitzigen Masse aus Farben. Räumliches Sehen, zeitliches Denken außerhalb meiner Reichweite; nur ein Augenblick, der Furchen ins Gedächtnis gräbt, die Wahrnehmung von Körper und Sinnen im Funktionszentrum Hirn einfach löscht.
Ich drücke mir die Kopfhörer in die Ohren, drücke brutal auf irgendwelchen Knöpfen rum und warte auf die Erlösung. Keinen Moment später drängt sich Chester von Linkin Park in den Vordergrund, wird lauter und lauter, bis er mein Gehör schließlich in seine Einzelteile sprengt. Er brüllt wortlos quer durch meinen konturenlosen Körper, aufgelöst in Zeit und Raum, verschwommen in verfärbter Hitze, wie ein Feuerwerk in meinem Kopf. Ich suche nach meinen Händen, schwenke sie Richtung Ohren, stecke die Kopfhörer noch tiefer ins Ohr und versuche nachzuempfinden, was Taubheit bedeutet. Seine Schreie werden so schrill, dass sich ihre Melodie verliert, das Echo hallt tausendmal in meinem Kopf nach, ich presse mir die Hände gegen die Stirn, damit sie nicht aufplatzt, Chester verprügelt mich von innen heraus. Schmerzen. Meine Schädeldecke bricht jeden Moment auf, der Schall ist stärker, als dass Knochenstrukturen dagegen angehen könnten. Ich will sterben, jetzt sofort. Dann kommt noch ein anderer Ton hinzu, ein klirrendes Kreischen, meine Adern zerspringen, das Blut läuft mir zu den Ohren raus. Ein jähes Reißgefühl, dann Totenstille. Rauschen. Ich glaube, ich bin taub.

Flach auf den Boden gepresst und mit pochendem Kopf liege ich zusammengerollt, jede Sekunde wie ein Hammerschlag gegen meine Schädelwand. Eine Tränenpfütze auf dem Laminat. Der MP3-Player liegt mit einem Schleudertrauma am anderen des Raumes.

Diese Kopfschmerzen. Ich habe geschrien und ich bin nicht tot. *Angst.* Was, wenn ich wirklich taub bin? Weinend robbe ich mich zum MP3-Player und nähere mich langsam einem Kopfhörer. Leise Melodik dringt zu mir durch, unterbricht das Rauschen. Eine übermächtige Welle Erleichterung; neues Adrenalin, das durch meine Adern flutet. *Nebelig,* denke ich und bin wieder eingenommen von technischem Rauschen, noch wünschend, dass ich wenigstens das Meer hören könnte und keinen defekten Fernseher.

Eine gute Stunde später schleiche ich die Treppe runter ins Wohnzimmer – immer noch niemand da. Erleichtert gehe ich in die Küche, will mir was zu essen machen. Allein das weckt schon wieder Wut in mir. Ich hasse essen, ich hasse, dass mein Körper darauf angewiesen ist.

Jetzt stehe ich hier mit knurrendem Magen, obwohl ich gerade gar keine Lust habe, was zu essen. Es wäre so viel einfacher, wenn man einfach gar nicht essen müsste. Ich könnte den Kühlschrank, ja, eigentlich die ganze Küche aus dem Haus verbannen und meine Suchtgrundlage wäre von jetzt auf nachher zerstört. Da ist gerade überhaupt kein Bedürfnis, irgendwas zu essen. Nur ein protestierender Magen, der ankündigt, dass ich Bauchschmerzen kriege, wenn ich ihm jetzt nichts gebe. Und wieder steht man vor der nervtötenden Entscheidung, was es denn heute sein darf. *Ein Apfel … und erst, wenn du was Gesundes gegessen hast, kannste ja dann noch gucken, ob du noch was brauchst.*

Ich hasse Äpfel. In jeglicher Form. Vor meinem inneren Auge erscheint eine Liste Inhaltsstoffe. Fuchsig wedele ich mir mit den Armen vor dem Gesicht herum, um sie zu verscheuchen. Bewusst atmend versuche ich alle Listen wegzuschieben und will mich fragen, worauf ich denn Hunger habe? *Auf nichts, das hatten wir schon.* Gesundheitlich sicherlich sinnvolle Vorschläge sammeln sich auf einem vorbelasteten Gedankenblatt. Unruhig arbeite ich mich durch alle Schränke durch und sehe nach, was wir alles da haben. Da ist nichts, was ich jetzt unbedingt bräuchte und alles, worauf ich spontan Lust entwickeln könnte. *Ich will gar keine Lust entwickeln, MANN.* Am liebsten würde ich das flaue Gefühl im Bauch einfach starrsinnig ignorieren, aber es ist *da*. Unabdingbar da, jetzt, hier, im Moment und ÄTZEND.

Am liebsten würde ich mir meine Geschmacksnerven aus der Zunge schneiden und somit essen können, was mir mein Verstand anhand von logischen Verknüpfungen schmackhaft zu machen versucht. Vitamine hier, Mineralien da, Eiweiß nicht vergessen, tierische Fette braucht kein Mensch und Kohlenhydrate auch nur bestimmte. Ganz unbeeinflusst von Gewohnheit und Gefühl könnte ich mir auch die widerlichsten Sachen zusammenstellen, Hauptsache gesund und sättigend. Meinem Körper ganz genau das geben, was er zum organischen Überleben braucht, nicht verwirrt durch künstliche Stoffe und Farben, die mir essenstechnische Idylle vorspielen. Mein Wissensstand hat mindestens fünfzehn verschiedene Essenspläne zur körperlichen rund um Versorgung gespeichert, ich brauche kein Gefühl mehr, um entscheiden zu können, was mein Körper braucht. Ich will nicht von äußeren oder inneren Umständen beeinflusst werden, ich will einfach gar nicht mehr darüber nachdenken müssen – Körner und Obst und Gemüse und Nüsse alle in den Mixer schmeißen und Brei daraus ma-

chen, in den Mund, schlucken, fertig. Wozu Käsebrote schmieren; eine Scheibe Käse so, eine Scheibe Brot und einen Teelöffel Butter schlucken, kommt auf dasselbe raus. Marmelade ist doch auch nur ein bisschen Erdbeere, ein bisschen Zucker – warum mischen, es kommt sowieso alles in einen Pott.
Ich weiß doch jetzt schon, dass das wieder ein Desaster wird, unentschieden werde ich *eben irgendwas* essen, ein schlechtes Gewissen haben, tonnenweise Äpfel in mich reinstopfen und hinterher flennen, dass wenn ich jetzt kotzen gehe, auch das brutal reingewürgte *gesunde* wieder rauskotzen würde und es gar nicht hätte essen brauchen.

Angefangen hatte der heutige Tag noch ganz gut, ich habe es nach langem Überlegen und mit viel Überwindung wieder einmal mit Müsli versucht … und als mir dann die Inhaltsstoffe-Liste in die Hände gefallen ist und ich lesen durfte, wie viel zusätzlicher Zucker in die Mischung reingemischt wurde, bin ich ausgerastet. Angenervt habe ich direkt noch eine zweite Schüssel gegessen und die Packung dann halb voll weggeworfen.
Mutter hat sie mittags im Müll gesehen und mich gefragt, was das soll und ich habe ihr was von „schmeckt eklig" erzählt und sie hat mit Schimpfen angefangen, wie käme ich auch auf die Idee einfach eine halb volle Packung wegzuwerfen, vielleicht mag sie ja noch jemand anderes, ich würde ja spinnen, Geld kommt nicht vom Himmel gefallen.
Sorry, habe das Müsli in einem Wutanfall weggeworfen. Jetzt habe ich es schon mal geschafft, was einigermaßen Vernünftiges zu essen – nur damit ich hinterher bemerken darf, dass das gar nicht stimmt.
Noch während sie schimpfte und ich auf Durchzug schaltete, fiel mir ein, dass in meinem Zimmer noch irgendwo eine Keksdose sein müsste.

Fünf Minuten später saß ich in meinem Zimmer und habe Kekse gegessen. *Alle.* Kekse, die mir theoretisch monatelang reichen. Scheiße.
Dann war es *eh schon alles scheißegal* und ich bin ins Wohnzimmer und habe Süßigkeiten geplündert, Schokolade und Gummibärchen und alles, was sich finden ließ.
Wie in einer Kettenreaktion angeschubst, kommt der Gedanke, der immer kommt, der niemals auf sich warten lässt und der jeden Tag aufs Neue angewendet wird:
Dann halt ab morgen.
Ich ziehe die Stirn kraus, weiß doch längst, dass morgen nie kommt: Denn morgen wird schon bald *heute* sein.
Morgen ist IMMER Zukunft, liegt zwar immer nur einen Hauch entfernt und nähert sich trotzdem niemals an. Morgen beschreibt höchstens den kommenden Zustand und *das Kommende*, folgt wie der Rest des Lebens dem Prinzip: Erstens kommt es anders und zweitens als man denkt.
Glaube dir also niemals, wenn dir nur schon das bedeutungsschwangere M im Kopf kreist: MORGEN gibt es nicht als allgegenwärtigen Zustand!
Es ist ein hinterhältiger Trick, mit dem man sich selbst vorzüglich beschwichtigen kann, ohne dass es irgendeinen Gehalt hätte.
Und trotzdem – UND TROTZDEM denke ich es unaufhörlich, Tag für Tag und jedes Mal noch mal neu und eigentlich sollte ich mir denken: AB JETZT!
Es beginnt immer nur im Jetzt, es endet immer nur im Jetzt.
Ich denke das aber nicht, fast mit Absicht, fast gewollt, ich denke *ab morgen:*
Denn ab morgen ist keine Lüge, noch nicht mal eine kleine, noch nicht mal fast.

Nur *ab morgen* ist niemals heute und niemals heute ist niemals jetzt und so schließt sich der Kreis.
Ich bin anscheinend nicht bereit damit aufzuhören – nur wieso?

***

„Warum klopfst du dir eigentlich die ganze Zeit ans Ohr?"
„Mach ich doch gar nicht."
„Halloo? Bin ich blöd oder was!?"
„Das bildest du dir nur ein, lass mich."
„Lass mich doch selber, du drückst schon wieder daran rum!"
„Nein – Mann – Hallo, wie hört sich denn das an?"
„Genau so, wie ich es meine. Und – wieso?"
„Hab mir wohl irgendwo nen kleinen Tinnitus eingefangen oder so."
„Nen kleinen Tinnitus eingefangen, willst du mich verarschen?"
„Piept halt 'n bisschen."
„So was kommt aber nicht gerade von ungefähr, was haste gemacht?"
Wortlos drehe ich mich um und gehe.
„Äähhh – Halllooooo??!", Maura hält mitten im Heben ihres Pausenbrotes inne und starrt mir verwirrt hinterher.
Ich weiß nicht mal, warum ich gegangen bin. Zielstrebig laufe ich zurück ins Schulgebäude, ohne zu wissen, wo ich hinwill. Die Nachfragerei macht mich zornig UND WARUM HÖRT DIESES SCHEISS PIEPEN NICHT AUF?
Unvermittelt klingelt es und ich mache mich widerstrebend auf den Weg zu Klassenzimmer. Mit jedem Schritt wird es schwerer weiterzugehen. Laut atmend reihe ich mich in die Schülermasse ein, versuche dem Strom zu folgen und nicht

nachzudenken. Gespräche werden über Köpfe hinweg abgehalten, Sätze, Worte fliegen durch die Hallen, durch die Gänge, hallen wieder und werden verschluckt im Gerede, im Gekreische, Gejammere, Gelächter hunderter Schüler. Reflexartig halte ich mir die Ohren zu, lausche dem Piepen, versuche mich aus der Gegenwart auszuklinken. *Es ist zu laut. Bitte bitte haltet doch mal die Klappe* … Papierkugeln fliegen durch die Masse, Pausenbrote auf den Boden, kleine Mädchen hinterher. Ein Geschubse, Getrete und keinen Meter entfernt wird über die Biologiearbeit geschimpft und keinen Meter weiter schreit ein Typ auf einen anderen ein und keinen Meter weiter weint eine andere, weil ihre Oma gestorben ist und keinen Meter weiter freut sich eine Fünfklässlerin über ihr neues Meerschweinchen, das sie gestern zum Geburtstag bekommen hat.

Und ich: mittendrin. Nackt.

Ungehemmt kommt alles direkt bei mir an. Schutzlos stehe ich mitten im täglichen Geschehen, keine Zeit alles zu verarbeiten. Wo ist der Draht im Gehirn, der dafür zuständig ist, Wichtiges von Unwichtigem zu trennen? Überall Details, die keinen Platz haben; eine schöne Nase, Sommersprossen, Papierflieger, gemusterte Fliesen, Bild an der Wand, roter Rucksack, Neonröhre. Einen Fuß vor den anderen setzen, nicht umfallen, nicht stehen bleiben, bloß nicht stehen bleiben. Die Grenzkontrollen versagen, die Aufnahmefähigkeit wird unermesslich überlastet, piepen. *Scheiß Piepen.* Atmen, koordinieren, Füße setzen, Arme baumeln, vorwärts laufen, Gleichgewicht halten, Piepen.

Wo muss ich überhaupt hin? Ich will anhalten, unmöglich. Die Masse nimmt einen mit. *Ich will heim, bitte.* Klassenzimmer.

Überflutet mit Informationen stehe ich im Zimmer, Lehrerin nicht da, Mauras böser Blick.

„Wo warste denn??“, fragt sie, schnappt mich am Arm, drückt mich auf den Stuhl.

Kopfschüttelnd starre ich sie an, nackt. Sieht sie das nicht? Offen wie ein Buch. Voll, randvoll, überfüllt. Leer.
Meine Kiefermuskeln spannen sich, drücken die Zähne aufeinander, Knirschen.
„Maura, ich bin nackt“, presse ich stocksteif hervor, Maura sieht mich verständnislos an, hebt eine Augenbraue bis über die Stirn hinaus ins Ungewisse und fängt laut an zu lachen. *Ich will nicht weinen, ich will nicht weinen, ich will nicht weinen.* Krampfhaft wische ich mir über die Augen, drehe mich weg, packe automatisiert meine Sachen aus.
Maura tippt mir auf die Schulter, gerade als sie etwas sagen will, höre ich die gebieterische Stimme, Frau Mathe schlägt die Tür hinter sich zu. Ich starre auf die Englisch-Sachen auf meinem Tisch und packe sie wieder weg.
Kurvendiskussion. Welche Diskussion? Das ist keine Diskussion, das ist ein Zusammenstellen von mathematischen Begebenheiten. *Kein Platz.* Tief durchatmen.
Hektisch krame ich in meinen Untiefen nach Konzentration, befrage meinen Wissensstand über Mathematik aus, kralle die Fingernägel in meine Hand. Ein Schmerz, den ich verstehe. *Alles ist gut.*
Ich versuche aufzunehmen, was gesagt wird, versuche mich zu beteiligen. Keine Chance. Hier hat nur Logik Platz, die ich irgendwo in mir vergessen habe. Ich kann nicht nachvollziehen, was gesagt wird, beschäftige mich mit einer Aussage, während schon die nächste durch den Raum geht, versuche gleichzeitig noch aufzuschreiben, von rechts flüstert Maura auf mich ein. *Kein Platz* raune ich ihr zu, einen Moment hält sie inne, flüstert dann noch eiliger, eindringlicher. Ich schüttele nur den Kopf, spüre die Nägel in meiner Hand. Mein Kopf läuft rot an, ich beiße mir auf die Lippe.

Die einen ignorieren großzügig, die anderen wissen nicht wohin mit den Informationen. Unsortiert prasselt alles auf mich ein, weiß nicht damit umzugehen, stehe hilflos mittendrin und weiß nicht, was zu tun. Wut, die nicht weiß, wo sie hin soll.

Meine Kulispitze bricht ab, in meinem Heft ist ein Loch. Maura schaut mich entgeistert an, gibt mir einen von ihren Kulis. *Danke*, murmele ich zu ihr hinüber, sie zuckt nur mit den Schultern.

Lauter Formeln an der Tafel, die vor meinen Augen verschwimmen. Frau Mathe redet irgendwas, aber mit einem Mal habe ich abgeschaltet. *Aussichtslos.* Mit glasigem Blick fokussiere ich mein kariertes Heft, beginne mit Mauras Kuli die Kästchen blau auszumalen. Eins nach dem anderen. Eine Aufgabe, die ich verstehe. Ungestüm blinzele ich mir die Nässe aus den Augen, *nicht heulen!* Es ist ungerecht, dass ich ständig zu weinen anfange – nicht aus Trauer, sondern aus Hilflosigkeit in Reinform. Festgekettet an meine minderwertige Position, sitzend, zusammengekauert und hilflos kann ich nur knechtisch nach oben aufsehen.

Aus der Hilflosigkeit heraus entsteht die Wut, von der ich nicht weiß, wohin mit ihr. Sie streckt ihre Krallen nach mir aus, flüstert mir ins Ohr, die ganze Schule in die Luft zu sprengen, um mich von meinem Elend zu befreien. Ich sitze neben dem Fenster, den Blick auf grauen Beton gerichtet, senkrecht unter mir. Horrorszenarien, die immer wieder an die Tür meines Bewusstseins klopfen und eine in gleichem Maße beruhigende und höchst unberuhigende Wirkung auf mich haben. Ich will nicht darauf verzichten müssten, frei entscheiden zu können, wann ich aus dem Fenster springe und ich muss es auch nicht – beruhigend zu wissen. Falls ich es vorhabe, kann mich niemand daran hindern. Doch wie hirn-

Wut – Schule verlassen / Problembewältigung

rissig und irre muss man wohl sein, wenn sich solche Gedanken einzuschleichen beginnen? In das Bewusstsein rücken müssen, damit man sich wieder sicher sein kann, NICHT VÖLLIG hilflos ausgeliefert, eingesperrt zu sein, damit man wieder weiß, dass es immer einen Ausweg gibt. Mal ganz davon abgesehen, dass es mit Sicherheit der letzte Weg ist, den man je gegangen sein wird …

Ganz in Trance versunken, sehe ich meinen weißen Kästchen dabei zu, wie sie sich mit blauer Kulifarbe füllen. Mit einem Ruck und einem Knall ramme ich mit voller Wucht den Kugelschreiber in die Tischplatte. Die Spitze bricht ab, irgendein Plastikteil fliegt durch den Raum.

Der zweite Kuli, den ich heute abbreche.

„Bist du bescheuert?!“, kreischt Maura erschrocken und reißt mir den kaputten Kuli aus der Hand. Alle Blicke richten sich auf uns, auf Frau Mathe’s Stirn bilden sich eine Reihe Falten. Perplex wische ich mit einer einzigen Geste alle meine Schulsachen vom Tisch und in meinen Arm. Mit dem freien klemme ich mir meine Jacke, die über der Stuhllehne hängt, unter den Arm und packe meinen Rucksack, stürme hinaus. Frau Mathe will mir in den Weg springen, zu langsam. Sie setzt zu krakeelenden Widerworten an, aber ich schlage heftig die Türe hinter mir zu und renne los. Als ich um die Ecke biege, höre ich noch, wie die Tür wieder auffliegt und sie mir hinterher schreit, dass ich gefälligst stehen bleiben soll. Erst zwei Straßen hinter dem Schulgebäude halte ich nach Atem ringend an, lasse Schulsachen, Rucksack und Jacke kraftlos auf den Boden fallen und schnappe nach erschöpft nach Luft. Verwirrt packe ich Heft, Buch und Mäppchen ein, zieh mir die Jacke über, setze den Rucksack auf und renne wieder atemlos davon, irgendwohin.

Unausgeglichen. Traurig. Zornig. Wirklich? Ich weiß es nicht. In mir tobt ein aufgewühltes Meer der Gefühle, die Wellen schäumen, und brechen tosend übereinander herein. In mir ist alles durcheinander, ich bin randvoll gefüllt mit Gefühlen, Wünschen, Tatendrang. Wut. Und ich bin leer. Leer. Fühle nichts, will nichts, bin ausgebrannt und müde.
Ich will nicht wieder in die Schule. Aber was will ich dann? Irgendetwas muss ich doch machen. Kopfschüttelnd sehe ich den Blättern unter mir beim Tanzen zu. Irgendwann hat es angefangen zu regnen, mein Rucksack liegt achtlos und durchnässt am Boden. Halb erfroren sitze ich auf einem Baum am Waldrand und lasse mir durch die kahlen Äste hindurch auf den Kopf regnen. Hartnäckig versuche ich die Kälte auszublenden, die Haare liegen klamm an meinen Kopf gepresst und tropfen. Der Wind fegt über den Boden, wirbelt die Blätter wieder auf. Unweigerlich fange ich zu zittern an und überlege mir das tausendste Mal, ob ich nicht im Rucksack nach meinem Handy sehen soll und die Uhrzeit herausfinden. Aber was soll ich machen? Meine Mutter arbeitet heute nicht, ich kann nicht einfach heimgehen und behaupten, es wäre schon wieder der gesamte Nachmittagsunterricht entfallen – und dann fragt sich mich, ob ich nicht was mit Maura unternehmen wolle und ich antworte, ohne zu denken: „Nee, die ist doch noch in der Schule, die schwänzt ja nicht."
Angestrengt versuche ich mein Finanzgedächtnis zu reanimieren, aber mir fällt nicht ein, ob ich Geld dabei habe. Ich müsste runter vom Baum und nachschauen. Und ich weiß, wenn ich mich einmal hier wegbewege, setze ich mich nicht mehr hoch. Dann werde ich schwach, gehe nach Hause und lüge meiner Mutter wieder etwas vor, was weder Hand noch Fuß hat. Sie findet es raus und die unangenehm negative Aufmerksamkeit richtet ihre Scheinwerfer wieder alle auf mich.

Eigentlich seltsam, dass ich so eine schlechte Lügnerin bin und zur selben Zeit doch eine perfekte. Ohne zu Zögern behaupte ich, dass Jim die fünf Snickers mitgenommen hat; äußerlich komplett reuelos zucke ich die Schultern, wenn zwei Packungen Käse verschwunden sind und niemand weiß wohin; gedankenlos schüttele abwesend den Kopf, wenn Mutter fragt, ob ich die Nudeln alle aufgegessen habe; unbesonnen ignoriere ich Jellys Schimpfen, wenn sie Kuchen backen möchte, aber plötzlich, das gestern mit Sicherheit noch da gewesene, Kilo Zucker nicht mehr auffindbar ist; pflichtvergessen huste ich meinen Eltern was vor und bleibe „krank" daheim im Bett liegen, wartend, dass alle das Haus verlassen, um in Ruhe meiner Sucht zu frönen.

Eigentlich lüge ich doch den ganzen lieben langen Tag lang. Ich verleugne mich selbst von vorne bis hinten; lächele auch noch fröhlich in die Runde, wenn ich gerade kotzend vom Klo komme.

Zitternd klammere ich mich an einem rutschigen Ast fest, das Wasser tropft mir vom Pony auf die Nase.

Manchmal glaube ich, ich hätte die dringliche Verpflichtung, mit jemandem darüber zu reden. Essstörung, was für ein ekliges Wort. Bulimie, noch schlimmer.

Verachtung. Unverständnis. Ablehnung.

Natürlich habe ich mir schon mehr als einmal überlegt, mit jemandem zu reden. Über mich und über *das*. Mir ist aufgefallen, dass ich es zwar des Öfteren wieder erwäge, aber noch nie so richtig ernsthaft in Betracht gezogen habe. In meinem Kopf laufen ganze Gespräche ab, wie und wo und wem man das am besten erzählt. Wie man jemandem erklärt, dass man Bulimie hat. Trotzdem sind diese ganzen Gedankengespräche wahrscheinlich mehr für mich selbst, als für jemand anderen. Vielleicht kapiere ich auch erst dadurch immer wieder, dass es

keine Einbildung ist, sondern ich tatsächlich ein Problem habe.
Habe ich ein Problem?
Es verschwimmt zwischen *passt doch alles, geht niemandem etwas an, krieg ich schon in den Griff* und *Scheiße Iruka, du frisst und kotzt, wie abartig ist das denn – du brauchst Hilfe!*
Beschämend. Ist ja auch nicht so, als würde man nur ein unangenehmes Geheimnis von sich preisgeben, seiner besten Freundin kann man auch problemlos erzählen, dass man Hämorrhoiden am Hintern hat oder sich Läuse eingefangen, kann man schließlich nix für.
Das Problem der Problemerläuterung beginnt da, wo man doch selbst gar nicht mehr sagen kann, weswegen und warum und wieso – weil es Spaß macht? Wohl kaum. Aber was ist es dann?
Man macht etwas offensichtlich Widersinniges, wie zum Beispiel puzzeln: Man setzt lauter Einzelteile sorgsam zu einem ganzen Bild zusammen, steckt jede Menge Zeit und Aufwand in dieses Vorhaben hinein – und dann, wenn man endlich fertig ist und das Bild in seiner Vollkommenheit vor einem liegt, was dann? Wenn man fertig ist: Macht man es wieder kaputt und legt alle Einzelteile in die Packung zurück. *Ja, wie bescheuert ist das denn bitte?!*
Unterschied eins: Puzzeln dürfte nicht ganz so gesundheitsschädlich sein.
Unterschied zwei: Einem Puzzler wird man wohl kaum vorwerfen, dass er disziplinlos, maßlos und eklig ist.
Erbrechen ist nunmal nicht natürlich, eigentlich ist es doch ein Schutzreflex. Pferde können nicht kotzen, und wenn die Bauchschmerzen haben, weil sie was Falsches gegessen haben, sind sie gelinde gesagt: gleich im Arsch. Sich als Mensch zu vergiften, ist um einiges schwerer – im Zweifelsfall schickt der

öffnen?

Körper es denselben Weg wieder hinaus, den es gekommen ist.

Schutzreflex. Was ist, wenn ich mich damit vor irgendwas schützen will? Eine Assoziation, die mich zum Grinsen bringt. Der Körper reagiert schließlich reflexartig mit dieser Schutzmaßnahme, nämlich dann, wenn ich was Falsches esse. In meinem Fall leite ich das bei vollem Bewusstsein ein, selbstständig und unter eigenem Zwang und natürlich: obwohl es rein organisch nicht nötig wäre.

Was erzähle ich da eigentlich?

Oder besser: Müsste ich es jemand erzählen?

Selbst wenn ich nur in meinen Gedankengesprächen so vor mich hinbrabbele und wahlweise meiner Familie, Maura, einer anonymen Einrichtung im Internet oder einem unschuldigen Passanten von dieser *Krankheit* erzähle, höre ich schon die ablehnenden Reaktionen.

Unverständnis in seiner unverständlichsten Weise. *Bulimie – wie wo was wer warum? Bulimie?!*

Ein eher unbekanntes, eher unter den Tisch gekehrtes Thema. Wahllos irgendwelche Sachen futtern? *Wie ekelhaft.* Hinterher noch kotzen gehen? *Richtig widerlich.*

Ja, ist es. Sogar ich, *die Täterin,* finde es ekelhaft und widerlich. Wenn *ich mich* deswegen *selbst* schon ablehne, wie kann ich da von anderen Verständnis erwarten? *Gar nicht.*

Was würde Maura sagen? Wahrscheinlich gar nichts. Sie würde mich mit großen Augen anschweigen und ihr Mund stumme Worte formen: *Das hätte ich jetzt echt nicht von dir gedacht.*

Genauso wenig kann ich meiner Familie was sagen. Daheim ist der einzige Ort, an dem ich ein Dach über den Kopf habe und gleichzeitig noch in irgendeiner Form meine Ruhe. Außerdem habe ich immer bestritten, dass ich zu wenig esse oder ein

Wem? Schweigepflicht?

Problem damit habe – ich kann doch jetzt nicht einfach doch noch damit kommen.

Meine Mutter würde mit einem Schlag wissen, warum es damals so wenig Muffins waren, warum ständig Nahrungsmittel verschwinden. Warum gestern ein halbes Brot gefehlt hat, warum zwei ganze Packungen Käse fehlen. *Das kann ich nicht.*

Die Zwillinge würden sich wahrscheinlich über mich lustig machen, Jim wird Witze darüber reißen und Jelly würde ihre privaten Süßigkeiten nachzählen gehen. Jim wird aus Spaß morgens Würgegeräusche im Bad machen, Jelly wird beim Abendbrot laut sagen, dass sie es unverschämt findet, dass ich etwas esse, ich kotze es doch eh wieder aus. *Ich schäme mich so. Ich* schäme mich *für mich.*

Plötzlich würde ich in einem ganz anderen Licht dastehen, würde kontrolliert werden. Wenn ich nach dem Essen auf Toilette gehe, würde ich dumm angeschaut werden, es würde gelauscht werden. Ich wäre der Mittelpunkt aller Sorge, würde fordernd und mitleidig, beobachtend, sorgenvoll, argwöhnisch und verzweifelt angesehen werden. *Center of attention.*

Nicht Maura. Nicht meine Familie. Und dann bleibt eigentlich keiner mehr übrig.

Das muss doch auch alleine irgendwie zu schaffen sein, ich müsste nur damit aufhören …

Erfroren und klatschnass komme ich um halb vier daheim an. Draußen regnet es längst nicht mehr, aus Mutters Sicht habe ich also keinerlei Gründe, durchnässt heimzukommen mit strähnigen Haaren vom sauren Regenwasser.

Ich schließe bibbernd die Wohnungstüre auf und stecke vorsichtig den Kopf durch. Leise trete ich ein paar Schritte in den Flur, entdecke meine Mutter links in der Küche beim Putzen. Kuchenduft. *Angst.* Ich rufe laut Hallo in ihre Richtung, und wie ich erwartet hatte, ruft sie Hallo zurück, jedoch ohne sich umzudrehen. Erleichtert husche ich nach rechts ins Wohnzimmer, die Treppe hoch und in schließe erleichtert die Zimmertüre hinter mir.

Nachdem ich ausgiebig geduscht habe, stehe ich schon wieder vor der nervtötenden Entscheidung, was ich essen soll, *Magenknurren.* Ich laufe die Treppe runter, höre Jim und Jelly miteinander reden. Sie sitzen auf dem Sofa und – wie sollte es anders sein – essen Kuchen, der alle Sinne besticht. Nicht nur, dass ich ihn sehen muss; meine Nase unterstreicht seine Anwesenheit noch unangenehm. Der Kuchen ist überall, nämlich in der Luft. *Ich atme ihn.* Beängstigend.

Mit imaginären Scheuklappen laufe ich an den Zwillingen vorbei, stehe hilflos in der Küche.

Viel schlimmer als den Kuchen finde ich meine Erkenntnis, dass ich keine Angst habe den Kuchen zu essen, weil ich fürchte, davon dick zu werden – sondern weil ich schrecklich Angst habe nicht mehr mit essen aufhören zu können. Mag sich bizarr anhören, ist erschreckenderweise aber keine unbegründete Angst.

Fange ich an zu essen, höre ich nicht mehr auf, ehe nichts, also wirklich NICHTS mehr reingeht, kein Schluck Wasser mehr. Wie angewurzelt stehe ich in der Küchenmitte und weiß nicht, was tun. Jelly kommt mit Jims und ihrem leeren Teller rein und sieht mich mit großen Augen an.

„Is irgendwas?“, fragt sie skeptisch und anstatt die Teller wegzuräumen, schneidet sie noch zwei Stücke ab.

„Schneid mir auch eins ab“, antworte ich automatisch.

„Okay.“

„Nee, warte, doch nicht.“

Jelly sieht mich fragend an, sagt aber nichts.

„Oder doch“, erwidere ich und hole mir auch einen Teller.

„Also jetzt ja oder nein oder doch nicht oder wie??“, meine kleine Schwester kneift die Augen zu Schlitzen zusammen und fuchtelt mit dem Kuchenmesser rum. Ich starre unverhohlen zurück.
„Vergiss es, mach's selbst“, faucht sie schließlich und verschwindet mit ihren zwei Tellern wieder im Wohnzimmer.
Ja. *Nein.* Ja. *Nein.* Nur eins. *Das schaffst du eh nicht.* Lass mich es probieren. *Dumme Kuh.*
Automatismus, Mechanismus, Reflexhandlung.
Egal, wie man's nennen mag. Innerhalb einer gefühlten Sekunde habe ich es schon abgeschnitten, dabei mich geschnitten und Kuchen in den Mund gestopft. Mein Finger blutet, meine komplette Hand wird rot – es ist mir egal. Auch das Blut, was auf das Kuchenstück tropft – mir egal. *Zack, weg.*
Das Kuchenmesser segelt in hohem Bogen ins Waschbecken, mit der unbeschadeten Hand ziehe ich eine Schublade auf, in der Pflaster liegen müssten; in meine blutenden Finger spucke ich halb zerkaute Matsche; mit einem Fußtritt öffne ich den Mülleimer und lasse den angekauten Kuchen hineinfallen.
Schon wieder atemlos wasche ich meine Hand und beiße unter dem Schmerz meine Zähne zusammen, um nicht zu quieken.
Ich wage einen Blick um die Küchenecke, niemand scheint was bemerkt zu haben, die Zwillinge haben den Fernseher angeschaltet – zum Glück.
Schnell pflastere ich mir den Finger, der immer noch stark blutet, und vernichte Blutspuren auf Messer und Boden.
Es sieht aus, als würde das Pflaster gleich durchgeblutet sein, ich ignoriere es, mit den Gedanken schon wieder woanders. In einer einzigen ruckartigen Bewegung zerteile ich den übrig gebliebenen Kuchen mit dem noch nassen Messer in zwei Teile, schnappe das eine und stecke es in eine Plastiktüte, die auf

der Küchentheke liegt, räume meinen Teller wieder weg und hechte durchs Wohnzimmer mit undurchsichtiger Plastiktüte in der Hand, die Treppe hoch und in mein Zimmer.

Die Zwillinge waren's … die Zwillinge waren's … die haben so viel gegessen, wirklich … ich war's nicht … echt nicht.

Verdammt – *warum nur?!* Blödes scheiß Warum.

Essen – was ist Essen schon? Essen ist Energie, Essen braucht der Körper und es macht auch noch Spaß. Eigentlich also eine tolle Sache oder nicht?

Ich lebe mein Leben so vor mich hin und kriege sozusagen als Extrabonus, dass diese Energieaufnahme, die Tankstelle sogar noch etwas Schönes ist. *Wo ist das Problem?* Leben und Energie aufnehmen, um leben zu können.

Nicht Lebenszeit verschwenden, in dem man Essen als … *als sonst was* missbraucht.

Zwei Stunden später sitze ich frustriert an meinem Rechner und surfe gedankenverloren durch die Welt des Internets, *Kopfschmerzen.*

Ich fühle mich schlecht. Schamlos. Schmutzig. Schändlich. Scheußlich. Schrecklich. Eigentlich gibt es gar keine passenden Worte.

Ich muss was machen. Jetzt sofort.

Jedes Mal dasselbe. Sitze, liege, stehe oder gehe ich *hinterher* irgendwo niedergeschlagen herum, finden die rebellischen Gedanken einen Weg zurück in meinen Kopf. Die ich-schaff-das-ich-kann-das-ich-brauche-einen-Plan-Gedanken. Meine Finger tippen ausgewählte Suchwörter in Google ein, meine Augen arbeiten sich rasant durch Informationen, Geschichten, Sätze, Worte.

Meistens endet es mit dem altbekannten Vorhaben: *dann halt ab morgen.*

Ab morgen wieder normal sein, normal essen, lieber zu wenig, als zu viel, am besten gar nichts. Und das ist dann schon der Punkt, an dem entschieden ist: *nein, ab morgen sicherlich nicht. Frühestens übermorgen.*
Oder besser nächste Woche.
Nächsten Monat.
Und hätte ich vor einem halben Jahr schon mit dieser Scheiße aufgehört, dann wäre ich jetzt auch noch fünf Kilo leichter und müsste die nicht wieder abnehmen.
Heute finde ich eine neue Seite und einen Text, den ich noch nicht kenne. Ich habe ihn ein bisschen zusammengeschrieben und gekürzt, formatiert, mir ausgedruckt und jetzt ist er in der abgeschlossenen Schublade gelandet.

Normal Essen.

* ca 3 Mahlzeiten/Tag
* essen, wenn man hungrig ist und aufhören, wenn man satt ist
* Keine Schuldgefühle nach dem Essen
* Kein Kalorien- oder Fettzählen
* Kein Kompensationsverhalten nach dem Essen (Abführmittel, Sport ...)
* Keine guten oder bösen Lebensmittel
* Sich keine Sorgen machen, ob etwas Fett enthält
* Bestellen, worauf man Lust hat (und nicht was die Diät erlaubt)
* an manchen Tagen weniger essen
* sich manchmal überessen
* manchmal zu wenig essen
* während Schwangerschaft und Periode mehr essen
* wenn man krank ist weniger essen
* manche Sachen nur zu essen weil sie lecker sind
* auch mal Heißhunger verspüren

* Entzug spüren, wenn man weniger isst
* Fressanfälle, wenn lange kein Essen verfügbar war

Wie lernen?
* Iss 3 Mahlzeiten/Tag + 2 Snacks
* Iss mindestens alle 3-4Stunden eine Kleinigkeit
* Plane voraus, das kann Stress reduzieren
* Vermeide in der ersten Zeit triggernde Lebensmittel
* Iss langsam und konzentriere dich auf dein Essen
* Achte auf Hunger und Sättigung

Vorteile von geregeltem Essverhalten:
* Appetit reguliert sich
* Stoffwechsel reguliert sich
* Blutzucker wird stabiler
* Anspannung sinkt
* Haare werden wieder voller, Haut wieder strahlender
* Es macht nicht dick (nur normalgewichtig)
* wer häufig unter Fressanfall leidet nimmt damit sogar ab
* Du nimmst normale Hungersignale wieder wahr
* Gedanken kommen von Essen und Heißhunger weg
* Du lernst, deinen Körper zu verstehen
* Du wirst auch einmal das Bedürfnis spüren, mit dem Essen aufzuhören.
* Essanfälle werden immer seltener
* Übermächtige Gelüste werden schwächer
* Dein Körper wird dir wieder vertrauen (und du ihm)

Ich finde, das ist ein sehr hilfreicher Text. Ich wünschte, ich könnte das. Ich habe Lust, es auszuprobieren und ich habe Lust auf Schokolade. *Zwiegespalten.* Vielleicht ist der Text jetzt auch nur eine Ausrede für mich selbst, eine Erlaubnis, Süßig-

keiten zu essen. Vielleicht spinne ich auch nur, weil ich es mir verbiete. Bin ich krank, weil ich Angst vor Schokolade habe? Ich könnte *einfach wieder* normal essen und *einfach wieder damit* aufhören … oder nicht? Essen, worauf ich Lust habe? Wieder ein bisschen Sport machen? Meinen Gedanken einen anderen Inhalt geben, anstatt sie immer nur *damit* zu beschäftigen.
Normal werden, normal wie jeder andere. *Wo ist das Problem?*
Ist *normal essen* die Verpflichtung nicht mehr zu erbrechen, oder ist der Versuch, sich irgendwie *vernünftig* zu ernähren die Ausrede, das Maß zu verlieren?
Völlerei ist sogar eine der sieben Todsünden, wenn man es genau nimmt.
Ich könnte diesen ganzen Quatsch doch auch einfach lassen; stattdessen essen, was mich gerade anmacht und leben, wie es mich gerade packt. Wie blöd muss man sein?
Während ich mich mit lauter abgespeicherten Tabellen und Essensplänen herumschlage, einen halben Kuchen fresse, obwohl es ein Stück doch auch getan hätte, kotze, mir den Körper ruiniere, meine Zeit verschwende – gibt es da zum Beispiel irgendeine Maura, die halt isst. Die isst einfach. Oder auch nicht. Die redet nicht drüber, die macht halt. Die hat damit kein Problem, die macht Sport, weil es ihr Spaß macht, geht morgens vor der Schule joggen, weil sie es geil findet? WARUM KANN DIE DAS? Wo ist ihr Teufel auf der Schulter, der flüstert, dass man doch lieber länger schläft, anstatt morgens noch laufen zu gehen? Wo ist der Zwang, wo ist die Stimme der Vernunft, die erklärt, wie toll das für die Figur ist, wenn man morgens durch die Gegend rennt?
Wo sind das Pro und das Kontra, die Argumente, das Aufrechnen? Wo ist die Frage, ob es sich überhaupt lohnt, das jetzt zu machen? Disziplin? Maßregelung? Eigenständiges Arschtreten?

Wo ist die Überwindung, die Grenze, der Schatten über den man springen muss?
Manchmal glaube ich, sie besitzt das alles nicht.
Die macht einfach.
Einfach machen. Vielleicht sollte ich das einfach mal machen: *Einfach machen.*
Auch ohne zu fressen, darf ich nichts tun. Auch, wenn ich Schokolade esse, darf ich faul rumliegen. Wenn ich dazu Lust habe, darf ich Sport machen. Wenn ich nicht will, nicht. Aber was ist, wenn sich rausstellt, dass ich dann niemals Sport machen würde? Mich einfach gar nicht mehr bewege. Wenn sich rausstellt, dass ich nur noch rumliege und esse, nichts tue, vor der Glotze hänge, mich zudröhnen lasse.
Ich suche nach einem Ausdruck für diese Art von Tatenlosigkeit und mir fällt *sich gehen lassen ein.* Ist das nun was Positives oder Negatives? Im täglichen Leben soll man's nicht. DARF es nicht. Tausendundeine Zwanghaftigkeit, lauter zu erledigende Dinge, Trivialität reiht sich an Trivialität und man selbst steht mitten drin und weiß die Prioritäten nicht mehr zu sortieren. *Gehenlassen* verboten. *Sein* verboten. *Einfach machen* verboten. Und beim Sex soll man dann wieder animalisch und hemmungslos sein und sich eben … *gehen lassen?*
Komplizierte Welt. Und woher soll ich wissen, in welchen Momenten genau, man sein soll, wie man ist und wann lieber nicht? Wann Etikette wahren und wann auf echte Natürlichkeit beharren? Wo endet der Zwang und wo beginnt die Freiwilligkeit, wo beginnt die ECHTE Meinungs- und Entscheidungsfreiheit?
Oder anders: Wann soll ich mich gehen lassen – und wann gesellschaftlichen Normen folgen?… gibt es überhaupt ein echtes *Sich-gehen-Lassen*, wenn doch die Konform bestimmt, wann ich es darf und wann nicht und nicht ich?

Kapitel 7

Gelegenheits-Kotzerin.

Es ist wie ein Klick im Kopf. Umlegen eines Schalters.
Samstagmorgen. Ich blinzele gegen das Sonnenlicht und bin mit einem Mal hellwach. Schwerfällig hebe ich meinen Kopf ein Stück und lese mit zusammengekniffenen Augen die Uhrzeit vom Wecker ab. Halb neun. Stöhnend lasse ich mich wieder fallen – halb neun, *what the fuck*.
Samstage sind zum Ausschlafen da, frühestens um halb eins mittags wollte ich aufstehen.
Keine Chance wieder einzuschlafen, ich bin wach. Wach, da, anwesend, mit allen Sinnen und angriffsbereit. Krampfhaft versuche ich meine Augen zu schließen und sie auch geschlossen zu halten und habe zum ersten Mal in meinem Leben das Gefühl, dass es anstrengend ist, die Augen aktiv zuzuhalten. Letzten Endes starre ich meinen Schrank auf der gegenüberliegenden Seite meines Zimmers an, während sich meine Gedanken schon wieder überschlagen.
Essen wann, was – machen, was, wo? Tatsächlich mal wieder eine kleine Runde joggen, kann ich das heute schaffen? Mich dazu überwinden? Kein Kotzen heute. Kein übermäßiges Essen. Ich sollte mein Zimmer mal wieder auf Vordermann bringen. Soziale Kontakte pflegen. Sollte. Sollte. Sollte.
Zweikampf. Vernunft nebst Wahnsinn, eingelullt in einem Brei aus Angst, Hoffnung und Zorn. Ich will doch nur glücklich sein.
Eine beruhigende Stimme, die mir leise zuflüstert, dass alles gut wird. Dass alles gut IST. Dass ich das schon schaffe; dass ich nicht sterbe, wenn ich einen Löffel Pudding zu viel esse, dass ich das schon hinkriege. Ich MUSS nicht, ich muss nicht

erbrechen, ich muss nichts in mich reinstopfen. Ich DARF sein, sein, wie ich bin, machen, was ich will. Und wenn ich dick und kugelrund werde, ich werde überleben, ich verliere nicht den Verstand, alles gut.

Und dann der tollwütige Wahn, der mir versichert, dass es ein Hirngespinst ist – die Selbstbestimmung. Ich lasse mich zweigeteilt leiten, mal von der Gewohnheit, mal von der Vernunft, vom Gewissen oder der fraglichen Moral. Das Gefühl, das ich suche, um Entscheidungen zu treffen, gibt es nicht. Bauchgefühl, Instinkt, innere Stimme – eingelullt im Brei aus Angst, Hoffnung und Zorn. Ich weiß nicht mehr, was ich will. Ich weiß doch noch nicht mal, wer ich eigentlich überhaupt bin. Ich fühle mich so undefiniert, *furchtbar undefiniert*. Da gibt's kein Ich, da gibt's nur Stimmen, die miteinander zanken und je nach Stimmungslage gewinnt Vernunft oder Tollwut. Fremd geleitet vom *Soll*, vom Ideal oder der Norm und das, obwohl ich nicht mal mehr definieren kann, was die einzelnen Begriffe in der praktischen Umsetzung denn nun tatsächlich bedeuten oder gar anstreben?

Als wäre ich ein Computer, bei dem das Passwort verloren gegangen ist. Ich sitze vor mir selbst und tippe wahllose Zahlen- und Buchstabenfolgen ins Eingabefeld und komme keinen Schritt weiter, weil da immer nur steht: *Fehler bei der Authentifizierung.*

Und ich komme nicht drauf, was ich falsch mache. *Wo liegt das Problem?* Mathematisch berechne ich, wie ein glücklicher Mensch wohl aussehen muss, schreibe mir endlose Listen mit irgendwelchen Eigenschaften … und hoffe, dass sie mir doch bitte irgendwas über mich aussagen würden. Nein, ich bleibe undefiniert, nicht authentifiziert, fremd geleitet: *Zugriff verweigert!*

Schon in diesem Moment, vor nicht einmal fünf Minuten aufgewacht, weiß ich, dass der Tag gelaufen ist. Ein Samstagmorgen mit wunderschöner Herbstsonne, ausschlafen und unbegrenzten Möglichkeiten mit dem Tag das zu tun, was mir beliebt. *Abgehakt.* Die Sucht hat schon entschieden, ich bin zu feige für Mut. *Ganz oder gar nicht.*

Ich schaffe nicht, mich dazu zu entscheiden, mal irgendwie irgendwo irgendwas in die Hand zu nehmen. Noch bevor ich offiziell versagt habe, puckert mein schlechtes Gewissen gegen die Schädelwand, macht Vorwürfe. Bestrafung im Vorhinein.

Mit einem Ruck ziehe ich mich spontan auf die Beine, sodass mir schwarz vor Augen wird. Hilflos und stur wanke ich trotzdem vorwärts, als ich den Türrahmen erreiche, kann ich wieder sehen. Ich bleibe an der Treppe stehen und lausche. Vater, Mutter am frühstücken – von Geschwistern nichts zu hören. Ich setze mein Mir-gehts-gut-Lächeln auf und werfe mit ein paar Guten-Morgen-Floskeln um mich, verschwinde dann schnurstracks in der Küche und beginne mir meine üblichen Brote zu schmieren. Noch währenddessen halte ich inne und ich frage mich, warum ich es nicht noch mal mit einem neuen Müsli probiere? Einen Sekundenbruchteil später schießt mir die Gegenfrage durch den Kopf, warum ich nicht einfach ein paar Aufbackbrötchen in den Ofen schiebe, superungesund, garantiert ohne Ballaststoffe, garantiert ohne auch nur irgendetwas Verwertbares für den Körper, leere Kalorie über leerer Kalorie, Zucker in Ketten angereiht. Und die einzige Aufgabe, die ich meinem Körper bei der Verdauung dann noch zumute, ist das Aufspalten der Zuckerketten und dem stupiden Einlagern in meine Vorsorge-Depots. Als ob ich die brauchen würde, der Lebensmittelüberfluss in Zusammenhang mit dem Ideal-Körper der modernen Gesellschaft ist anscheinend noch nicht bei den menschlichen Körpern angekommen. Oder sie weigern sich schlichtweg, bei dem Quatsch mitzumachen. Selbst herbeigeführte *Unterversorgung des Körpers – der neue Trend,* wer hat sich so was nur ausgedacht? Wenn ich dann mal eine Modenschau im Fernsehen mitbekomme, erinnert das Ganze eher an eine skurrile und irgendwie auch eklige Kunst, als an echte, lebendige Frauen. Es sind staksende bizarre Kunstwerke, meinetwegen – aber lebensfähig ist doch was anderes, oder?

Suche ich Ausreden, um dünne Frauen zu verteufeln, weil ich eifersüchtig bin – oder sollte ich meinem Denken nicht einfach mal vertrauen und auch annehmen, was es da von sich gibt? Die Frage ist doch, ob es glücklich macht? Also ehrlich glücklich, nicht oberflächlich befriedigt und unterflächlich gefrustet, wartend und hungrig nach mehr.

Schmunzelnd halte ich die inhaltslosen Aufbackbrötchen noch in den Händen und sehe sie unentwegt an. Unwillkürlich geht mir ein Satz von der Biologielehrerin durch den Kopf, die letztes Jahr, als wir gerade Ernährungslehre durchnahmen, sagte: „Essen macht glücklich."

So aus dem Zusammenhang gerissen, ist es verwirrend, aber sie bezog es darauf, dass der Körper Nahrungsaufnahme natürlich extra mit Glücksgefühlen ausgestattet hat – wäre Essen nichts Schönes, wäre die Menschheit längst ausgestorben. Und trotzdem, es ist das Maß. Erst habe ich zu wenig gegessen und es macht dünn und unglücklich und jetzt esse ich nicht mehr, sondern fresse nur noch – und das macht dick und unglücklich. Aber woher soll man denn wissen, was nun die richtige Menge ist? Diese ganzen Ernährungspläne hängen mir zum Hals raus, das kann nicht die Lösung sein, schon gar nicht, wenn immer behauptet wird, jeder Körper sei anders und bräuchte was anderes und würde sich schon holen, was er braucht. Ja, wie denn, wann denn?

Die Lösung erreicht mich blitzartig, noch bevor ich überhaupt beginne nach ihr zu suchen.
ICH bin schuld, wie immer. Krampfhaft habe ich mir abgewöhnt zuzuhören; ja nicht fragen, wozu man denn Lust hätte, immer nur machen, was sinnvoll ist. Müsli ist sinnvoll, Aufbackbrötchen nicht. Nüsse sind gut, enthalten aber zu viel Fett, also höchstens zwei am Tag essen. Vollkornbrot ja, Weißbrot nein. Gurken in Massen, Trauben in Maßen. Mehr Obst als Gemüse. Süßkram sowieso nicht.
Und jetzt ist das alles außer Kontrolle geraten und ich frage mich ernsthaft, warum ich nicht mehr weiß, was mir eigentlich schmeckt? Oder auf was ich jetzt echten Appetit habe? Oder wann ich satt bin?
Unentschlossen nestele ich an der Brötchenverpackung rum, immer noch im Zwiespalt stecken geblieben. *Darf ich das nun essen oder nicht?*
„Ach was. Das glaubste doch selber nicht“, motzt Jim und kommt polternd in die Küche, direkt hinter ihm Jelly, die Stirn krausgezogen.
„Das Zauberwort heißt Vertrauen!“, belehrt sie und nimmt mir die Tüte aus der Hand.
„Aber was ist, wenn es stimmt?“, erwidert Jim trocken und nimmt seinerseits die Tüte an sich, reißt sie auf und schmeißt die Brötchen einfach aufs Blech in den Ofen. Ich frage mich, worum es geht und tue geschäftig, in dem ich mir ein Glas Milch einschütte.
„Vertraust du Annika nun oder nicht?“, fragt Jelly störrisch.
„Welche Annika??“, werfe ich dazwischen und werde gewissenhaft ignoriert.
„Aber, wenn der doch meint, die gesehen zu haben?“, antwortet Jim und Jelly erwidert:
„Der kann sich auch geirrt haben, es hat geregnet, da ist eh

alles verschwommen und außerdem hat er sie nur von hinten gesehen, das hätte jede sein können, die da rumknutscht."
„Wie bitte?!", mische ich mich wieder ein und rechne noch mal schnell das Alter nach.
„Er hat gesagt, er ist sich sicher. Wirklich SICHER!", wettert Jim gegen seine Zwillingsschwester an, die im selben Tonfall zurück zetert:
„Ach und du vertraust dem also mehr, als Annika, aha. Das sagt echt viel über eure Beziehung aus. MANN!"
„Welche Beziehung???", versuche ich es ein drittes Mal, hoffnungslos. Jelly stellt noch einen Wecker auf zehn Minuten, weil bis dahin die Brötchen fertig sind, und schiebt dann meckernd Jim zur Küche raus.
Kopfschüttelnd trinke ich meine Milch, mit vierzehn Jahren geht das also schon los? Ich fühle mich wie eine Spätzünderin, schon zwei Jahre älter und sicherlich nicht mal halb so viele Erfahrungen. Das kommt davon, wenn man seine Zeit lieber mit hungern oder fressen beschäftigt. Alles hat seinen Preis, das merkt man meistens aber erst hinterher.
Verwirrt versuche ich meine Gedanken vor dem Reinplatzen von streitenden Zwillingen zu rekonstruieren und Jellys Satz bekommt eine völlig neue Bedeutung:
Das Zauberwort heißt Vertrauen!
Vertrauen?
Ich mache mir Brote und Kaba. Esse schon wieder, bevor ich überhaupt mit Schmieren fertig bin, und ärgere mich darüber. Eigentlich wollte ich mich zum Essen in mein Zimmer setzen, aber bis ich dort angekommen bin, habe ich schon aufgegessen.
Als ich meinen Teller in die Spülmaschine räume, schnürt sich mir die Kehle zu. Mein Frühstück ist ernährungstechnisch verwerflich, ich habe den Drang es wieder rückgängig zu machen

und im gleichen Moment durchsuche ich schon die Schränke nach mehr. Ich finde ein letztes Stück Kuchen … in mir schreit *alles nein nein, du blöde Kuh, bist du bescheuert, du machst dich kaputt, du wirst wieder kotzen, lass es – lass es verflucht noch mal! Bitte hör auf* …

Die andere Stimme *Scheiß drauf. Lass mich in Frieden. Ich will nichts wissen, will nichts hören, nichts fühlen.*

Ich beiße also in den Kuchen rein, spucke den Bissen ruckartig wieder aus – in den Mülleimer und zerknülle das übrige Kuchenstück aus weichem Rührteig in meiner Hand, versenke es ebenfalls im Müll. Im Geiste sammele ich den Kuchenklumpen schon wieder raus und esse ihn. Mir wird schlecht, ich fasse in den Mülleimer, alte Teebeutel, ein ausgeleerter Aschenbecher, Plastikverpackungen, klebrige Joghurtdeckel, Kuchenklumpen. Ich greife wahllos in die Müllmasse und schöpfe mit der Hand Müll auf den Kuchen, vergrabe ihn. Mir ist nichts eingefallen, was ich sonst auf die Schnelle hätte machen können, um ihn nicht zu essen. Stattdessen fällt mir ein Satz ein, den ich vor nicht allzu langer Zeit vor mich hinphilosophiert hatte: *… und die Buchstaben a & b aus abnormal verlieren sich mit der Zeit im Nirvana …*

Mein Kopf beginnt zu rotieren; Engels- und Teufelsstimmlein, die auf meinen Schultern sitzen und mir gleichzeitig ins Ohr schreien, was ich zu tun habe.

Ich mache heißes Wasser und hole einen Pfefferminzteebeutel. Ich mache einen Schrank auf und hole eine Packung mit Rosinen. Fülle sie in eine Schüssel. Wasser ist heiß. Ich nehme die Schüssel, kippe sie in den Müll. Werfe den Beutel in die Tasse, Wasser drauf. Renne mit der Tasse in den Händen in mein Zimmer, setze mich vor den Computer. Stehe auf, hole zwei Kekse. Esse einen. Beiße in den zweiten rein, will schon wieder aufstehen, neue holen, lege stattdessen den angebissenen wieder zurück in die Packung. Setze mich wieder vor den Computer, starre meinen Tee an. *Samstag. Samstag. Samstag. Was mach ich nur mit dem?*

Tief einatmend schalte ich den Computer wieder aus, schnappe mein Handy und rufe Maura an. Ich kann vorbeikommen, sie will gleich mit dem Hund raus, könnte mitkommen.

Ich habe gewonnen.

Ist es vielleicht nur eine Übungssache, dem Verlangen zu widerstehen? … Es ist doch auch nur eine Angewohnheit.

Wobei natürlich wieder Definitionssache ist, was nun eine schlechte Angewohnheit ist und was nicht. Ist zu viel Zähne putzen eine gute Gewohnheit oder schon wieder schlecht für die Zähne? Ist immer aufräumen eine gute Gewohnheit oder schon wieder ein Zwang? Alles ist auslegbar. Das Leben an sich ist auslegbar.

Immer verglichen mit anderen Leben und der breiten Masse. Normalität ist auslegbar. Was ist Normalität? Ein Vergleich mit anderen Leben und der breiten Masse.

Weil viele Leute drei Mahlzeiten am Tag zu sich nehmen, wird das als normal bezeichnet. Weil viele Leute grüne Klamotten tragen, ist das gerade Trend. Weil viele Leute … *schon gut.*

Wo war ich stehen geblieben? *Schlechte Gewohnheiten.*

Nein, was ich eigentlich sagen wollte, im Endeffekt ist es doch das Maß der Dinge, das entscheidend für die Auslegbarkeit der Gewohnheiten ist. Wobei wieder für unterschiedliche Menschen unterschiedliche Maße an unterschiedlichen Gewohnheiten gut sind. Also ist es … *kompliziert.*

Letztendlich ist also Normalität vielleicht schon vorhanden, es ist das durchschnittliche Tun, gemessen an der breiten Masse, was aber noch lange nicht heißt, dass diese Normalität auch gut für jeden ist.

Aber was ist jetzt gut? *Gut ist, was wir als gut empfinden.* Auch auslegbar. *Verdammt.*
Wie soll man unter diesen Umständen je festlegen können, was eine gute oder eine schlechte Gewohnheit ist und welche man nun besiegen muss oder nicht?
Vielleicht muss man es ja gar nicht festlegen … vielleicht ist es festgelegt als unfestgelegt. *Gut* und *schlecht,* genauso wie *Gewohnheit* ist auslegbar.
Eine Sucht ist eine „Gewohnheit“, die so zwanghaft ist, dass man sie scheinbar nicht mehr ändern kann.
Bevor ich zu Maura gehe, schalte ich den Computer doch wieder an und stöbere im Internet ein wenig über das Thema *Sucht.*
Zufällig finde ich ein ganzes Forum über Bulimie und klicke mich gespannt durch die einzelnen Themen. Irgendwann stoße ich auf den Thread: *Was bedeutet es für mich Bulimiker(in) zu sein?* In der Einleitung wird das Thema deutlicher, es wird nämlich nicht gefragt, welche Auswirkungen die Bulimie für jeden Einzelnen hat – denn jeder kennt vermutlich die zahllosen körperlichen Symptome und Folgeerscheinungen. Bulimie bedeutet zum Beispiel, dass man ein gestörtes Verhältnis zum Körper hat und meistens auch eine kaputte Verdauung und solcherlei Dinge. Aber nach dieser Bedeutung war nicht gefragt.
Es ging um die eigentliche Bedeutung, die wir ihr zumessen, die Bedeutung, warum wir uns mit ihr herumschlagen? Es ist die Frage, aus welcher Bedeutung heraus, wir uns für sie entschieden haben. Eine Frage nach dem Grund.
Der Grund, *also das Warum.* Mein Herz schlägt schneller, meine Finger werden schweißig. Gebannt lese ich mir schon vorhandene Antworten durch, an einer bleibe ich stumm hängen:

Bulimie diktiert. Frisst buchstäblich Lebens-Zeit. Sie nimmt meinen gesamten Tag ein.
Natürlich wechsele ich zwar nicht den ganzen Tag zwischen Küche und Badezimmer, aber sie bestimmt vorherrschend meine Gedanken. Sie erniedrigt mich.
Falsch … ICH erniedrige mich!

Bulimie ist Selbstmord auf Raten. Die meiste Zeit tut es einfach nur weh. Es ist nicht so, dass man sagen könnte „Lass doch einfach das Gefresse, dann hat sich das". Es ist ja auch nicht so, als ob man es genießen würde, weil man ja so gerne isst. Es ist nicht umsonst „fressen". Es ist wahllos in sich reinstopfen. Man schmeckt nichts mehr dabei. Es hat nichts mit Genusssucht zu tun. Ich schmecke doch nichts, ich kaue nicht mal, schlinge es im wahrsten Sinne des Wortes einfach runter. Fülle und fülle meinem Magen immer weiter, bis er schreit, dass er voll ist – doch ich bin trotzdem nicht „satt".
Nicht satt im eigentlichen Sinne, denn ich fülle meinen Magen und versuche so, andere Bedürfnisse zu befriedigen. Die aber so natürlich nicht befriedigt werden können. Deshalb bin ich auch nie satt.
Es ist nicht der Körper, der Hunger hat, es ist das Herz, die Seele, der Kopf. Ich versuche gewissermaßen, den Lebenshunger so zu stillen. Das ist, als versuche man einen Löwen mit Gras zu füttern, und ihn so satt bekommen zu wollen. Das geht nicht!!

Bulimie ist wohl Mehreres zugleich:
Sie ist erst mal ein Schutz. Ja, das hört sich total wirr an. Aber sie ist ein Schutz vor schlimmeren Gedanken und Gefühlen. Vor schlimmeren Schmerzen, auch wenn das vorerst nicht vorstellbar ist.
Beziehungsweise anders gesagt: Nicht direkt vor „Schlimmerem", denn man denkt nur, dass es schlimmer ist. Denn schlimm ist, was man dafür hält. Für jeden ist etwas anderes schmerzhaft, für jeden ist etwas anderes einfach oder schwierig oder kaum zu bewältigen.

Bulimie schützt also vor der Angst – dass das, was man als schlimm empfindet, sich bewahrheiten könnte.

Sie lenkt einen ab, beschäftigt einen. Beschäftigt einen mit Fressen und Kotzen. Mit Schmerzen und Gedanken. Sie hält einen davon ab, über sein Leben nachzudenken. Sie GIBT einem ein Problem. Ein wahrhaftig ernstes Problem: Man stirbt langsam, aber sicher.

So hat man gar keine Chance sich bewusst zu werden, dass es primär gar nicht darum geht, einfach nur „wieder gesund zu werden", denn was dann? Dann stellt man fest, dass man kein Leben mehr hat. Kein Ich. Kein Selbst, kein Nichts.

Der Lebensinhalt wird einem genommen, denn er wird über die Krankheit definiert. Man steckt alle Zeit und Energie in ein süchtiges Verhalten und merkt gar nicht, wie alles andere daneben mit der Zeit schwindet.

Es geht also nicht darum, die Bulimie zu besiegen, sondern einen Sinn im Leben zu finden.

Bulimie ist ein Schutzschild.

Sie lässt einen anderes vergessen, verdrängen.

Was bedeutet Essen im herkömmlichen Sinne? Essen ist Energieaufnahme. Man isst, man genießt, man braucht es zum Überleben. Man ist satt – nicht überfressen, sondern zufrieden – nicht am Boden zerstört und panisch vor Angst. Man beschäftigt sich anschließend wieder mit anderen Dingen (dem Leben zum Beispiel, haha) und denkt nicht ausschließlich darüber nach, ob man jetzt zu viel oder zu wenig gegessen hat. Ob man zunimmt. Ob es reicht, um abzunehmen. Wie man am schnellsten eine Toilette findet.

Meiner Meinung nach ist es kein Kampf mit einer Krankheit. Ich finde die Bezeichnung auch nicht ganz richtig. Denn Bulimie entsteht IM KOPF.

Es ist kein körperliches Leiden, das entsteht erst viel später und als

Folge. Es ist der Versuch, sich abzulenken, um etwas anderes zu verdrängen. Und deshalb bringt es auch nichts, zu glauben, man müsste nur die Esserei in den Griff kriegen und alles ist wieder okay. Man muss nur wieder seine vermeintliche Disziplin zurückgewinnen, so ein Quatsch.
Es hilft nichts, den Impuls des Erbrechens zu bekämpfen. Man muss dem GRUND dafür auf die Spur kommen. Ihn herausfinden und mithilfe von ihm entsprechend handeln. Nur die Symptome zu bekämpfen ist sinnlos. Früher oder später holt es dich wieder ein. Man muss das Problem bei den Wurzeln ausreißen.
Weder kotzen noch fressen noch hungern kommen nur von ungefähr.
Der Grund für das Problem liegt IN EUCH. Irgendwo hat man ihn mal vergraben und verdrängt und/oder anderen Gefühlen/Gedanken/Umständen die Schuld an der „Krankheit" gegeben.
Es hilft alles nichts – um sich endlich davon zu befreien, muss man ihn wieder ausgraben. Eine Lösung suchen. Sich damit beschäftigen. Sich nicht länger betäuben, schützen und ablenken durch eine Einbildung, die unterbewusst vielleicht „einfacher zu ertragen" ist, als der Grund des Leidens.
Und damit wieder zurück zu meinem ersten Satz dieses Abschnittes:
Es ist kein Kampf mit der Krankheit. Ich finde, es ist einfach der Kampf mit dem Leben.

Das zu akzeptieren ist nicht leicht, denn es bedeutet gleichzeitig, dass nicht nur DAS PROBLEM, sondern auch DIE LÖSUNG in mir selbst liegt.
Alles was wir tun müssen, ist endlich die Verantwortung für uns selbst in die eigenen Hände zu nehmen.
Wir wälzen ständig unsere Verantwortung auf andere ab.
Die Waage *ist schuld, dass wir uns schlecht fühlen, dass wir zu schwer sind.*
Unser Körper *ist verantwortlich für das hässliche Aussehen. Er ist*

hässlich. Er ist fett. Er ist dran schuld, dass es uns scheiße geht.
Das Wetter *ist daran schuld, dass wir heute keinen Sport machen können und gezwungen sind, daheimzubleiben.*
Und so gibt es sicherlich noch viele andere Beispiele für unsere mangelnde Selbstverantwortung, die wir anderen in die Schuhe schieben, weil es schlichtweg leichter so ist.
Wir müssen erkennen, dass ALLES an und in uns liegt.
Wir sind das Problem – doch wir sind auch die Lösung!

WANN kapieren wir, **dass unser Körper unser bester Freund ist?** *Er REagiert auf UNS. Was soll er denn machen, wenn wir uns vollfressen? Wenn wir ihn „bestrafen" und ihn zerstören, wenn wir kotzen? Unser Körper WILL doch rein von der Natur her schon gar nicht dick sein, so viel unnötiger Ballast auf den Gelenken. Er will einzig, dass wir überleben. Wir müssen ihm nur die entsprechenden Möglichkeiten dazugeben. Was kann unser Körper dafür, wenn wir aus welchen Gründen auch immer, zu viel/zu wenig/falsch essen, weil wir anderweitig etwas nicht verkraften oder mit etwas nicht zurechtkommen.*
Ich habe mir oft genug gedacht, dass ich es doch einfach nur voneinander distanzieren müsste: „Mein Kopfproblem" nicht „verkörperlichen" und dafür anderweitig eine Ausdrucksweise finden.
Aber manchmal ist es eben nur genau das, was uns darauf aufmerksam macht: Die Seele kommt mit etwas nicht klar und um ihren Ängsten oder Erinnerungen (usw.), die sie nicht verkraftet, Ausdruck zu verleihen, zwingt sie uns förmlich, dass wir uns damit auseinandersetzen, indem sie uns mithilfe des Körpers darauf aufmerksam macht.
Es ist ein Hilfeschrei der Seele. Wir müssten dankbar sein, dass sie uns so darauf hingewiesen hat! Dass sie uns eine Chance gegeben hat, unser Problem zu erkennen und es zu lösen (anstatt sonst eines Tages DARAN zugrunde zu gehen).
Wir sollen der Bulimie dankbar sein? Was für ein seltsamer Gedanke.

Die Frage, die sich daraus ergibt, ist die Frage nach meinen eigenen Gedanken, Sorgen, Erinnerungen oder Problemen, die ich versuche damit zu verdrängen oder zu überspielen? Worauf versucht mich mein Körper aufmerksam zu machen …

Ein bisschen wie von Blitz getroffen, sitze ich auf meinem Schreibtischstuhl. Die Gedanken huschen in Eilgeschwindigkeit durch meinen Kopf.
Gedanklich reihe ich drei elementare Sätze des heutigen Tages aneinander:

Es ist kein Kampf mit der Krankheit, es ist einfach der Kampf mit dem Leben.
Unser Körper ist unser bester Freund.
Das Zauberwort heißt Vertrauen.

Dann springe ich auf und mach mich auf den Weg zu Maura.

***

Milchschnitten.
Ich fasse es nicht. Mein Gehirn schaltet sich aus und ich spule einfach das schon vorhandene, feststehende Muster ab.
Bin mein eigener hilfloser Zuschauer.
Ich habe zugenommen.
Das geht alles so wahnsinnig schnell. Ich habe das Gefühl, als hätte dieses Jahr noch gar nicht begonnen und gleichzeitig ist jeder Tag so elendig lang, dabei ist schon Herbst. So gut wie Winter.
Und gleichzeitig ist jeder Tag voller Gefahren und Falltüren. Jede Minute ist gefährlich, jede kann den Schalter im Kopf umlegen und ein nicht nachdenkendes, unkontrolliertes Mons-

ter aus mir machen. Wie kann man sich in so kurzer Zeit so rasend schnell verändern. Wobei, was heißt schon verändern. Ich bin eher in einer Art *Ausnahmezustand*, den ich einfach schnellstens wieder loswerden müsste … und damit wären wir schon bei Verharmlosung, fast schon Verniedlichung der ganzen Farce. *Was ist nur passiert mit mir.*

Und in der Schule bin ich genauso gefährdet, wie daheim in der Küche stehend.

Ich sehe in der Pause einen Jungen mit einer Milchschnitte in der Hand. Plötzlich bekomme ich riesige Lust auf eine Milchschnitte … jetzt. *Ich will jetzt eine Milchschnitte.* Bist du dumm?! *Nein, gib mir sofort eine Milchschnitte!* Ich habe keine, du dummes Kind. HALLO, du bist in der SCHULE! … w*as? Jaha. Ja. Egal. Milchschnitte!* Hör auf damit, sofort! *Nein, nein, nein! Ich mag was essen, jetzt jetzt jetzt, JEEEEETZT!* Spinnst du oder was?! *Milchschnitte!!*

Ich will schreien, rennen, durchdrehen. Dem Jungen seine Milchschnitte aus der Hand schlagen und selbst essen. Ich baue eine innerliche Wut auf, ein Gemisch aus Selbsthass, weil ich so primitive Bedürfnisse hege und den Drang, diesem Jungen eine reinzuhauen, weil er mich erstens auf die beschissene Idee gebracht hat, eine Milchschnitte essen zu wollen und zweitens selbst eine direkt vor meiner Nase futtert. Der weitere Hauptbestandteil ist nicht der Hass deswegen, sondern eben dieses Bedürfnis, den Jungen zu schlagen. Ich bin also wütend auf etwas oder jemanden und im selben Moment auch schon wütend auf mich selbst, dass ich diese Wut überhaupt habe. Ein unschlagbares Gemisch und hochgiftig. Vor allem für denjenigen, der in diesem Augenblick neben mir steht. Meistens ist es Maura, die mir gerade etwas erzählt, wobei ich nicht zugehört habe, sondern vollkommen abgeschweift die Milchschnitte in der Hand eines blonden Jungen anstarre. Ich warte einen passenden Satz ab und widerspreche ihr – scheiß egal, um welches Thema es sich nun handelt. Ich unterbreche Maura, beginne mich mit ihr über Nebensächlichkeiten zu streiten, nur, um mich zu streiten. Ich glaube, das Ganze heizt meine Wut im gleichen Maße an, wie sie sie besänftigt. Am Ende bin ich genauso wütend wie vorher, aber vor allem total enttäuscht von mir selbst, weil ich so primitiv und hintergrundslos bin. Eine dumme Milchschnitte bringt mich dazu, völlig vorhergesehen und berechenbar zornig und durchgeknallt zu reagieren. *Ich lasse mich von einer blöden Milchschnitte herumkommandieren!!!* Wie mich diese Tatsache vielleicht *aufregt* ...

Ich fühle mich am Boden zerschmettert, unfähig, mich selbst zu beherrschen und ziemlich *wütend.*

Ich weiß gar nicht, wie ich den Schultag überleben soll, und rege mich schon wieder darüber auf, weil ich mich das JEDEN TAG frage, und zwar zu keiner Antwort komme, trotzdem noch nicht tot umgefallen bin, aber dafür gequält und gedemütigt.

Kochend sitze ich im Unterricht und kämpfe mit dem unwiderstehlichem Drang aus der Situation zu flüchten. Im Französisch-Unterricht verstehe ich kein Wort. Völlig neben mir stehend, kritzele ich ununterbrochen in meinem Heft und versuche nicht durchzudrehen. Herr Französisch blökt mich unfreundlich an, will mir mein Heft wegnehmen, ich solle damit aufhören und mich am Unterricht beteiligen, er appelliere an meine Selbstbeherrschung.

Welche Selbstbeherrschung???

Wie wahnsinnig geworden fange ich an zu lachen, weil es mir so absurd erscheint und Herr Französisch schickt mich blökend aus dem Unterricht. Sein Ziegenbart zittert.

Die Zähne fest aufeinander beißend und unverfroren grinsend,

schnappe ich mir Heft und Stift und stolziere aus dem Zimmer, lasse die Tür zufliegen. Während ich mich im Gang auf den Boden fallen lasse, öffnet sich die Türe wieder und der französische Ziegenbock schnarrt das Wort *Strafarbeit* und haut die Türe mit einem noch lauteren Knall wieder zu.
Fuchsteufelswild ziehe ich mich wieder auf die Beine, schreie laut *Arschloch!!,* und renne den Gang entlang davon, Heft und Stift unter den Arm geklemmt.
Idiotisch grinsend und mit Zornestränen in den Augen setze ich mich im leichten Pulli draußen auf den Schulhof, beginne sofort in der Kälte zu zittern. Ich schlage das Heft auf und kritzele weiter irgendwelchen Schwachsinn hinein und aus irgendwelchem Schwachsinn wird schließlich ein mehr oder minder zusammenhängender Text:

Ein Meer.

Ein Loch. Ein Abgrund. Schwarze Stille.
Rauschen in meinen Ohren. Es übertönt alles andere.
Das Meer in mir. Laut und aufgewühlt tobt es.
Eine bodenlose Leere. Sie nimmt mir den Verstand und raubt mir die Vernunft. Es ist zu laut. Es ist zu leise.
Ich bin gefangen. Bin verloren. Treibe haltlos im Meer, drohe endgültig darin zu versinken.
Das Rauschen der Wellen in meinen Ohren. Wellen, die wild aufbegehren und mich verschlingen. Fühle es. Tobend und schäumend umschlingen sie mich. Es hält mich. Es ist zu laut. Ich ertrinke im Lärm. Es ist zu leise. Ich schwinde in der Stille.
Es ist in mir. Mein Meer. Ich spüre sein kaltes Wasser.
Mit eiserner Kraft hält es mich in seinen starken Armen.
Die Kälte ist so mächtig, dass ich schutzlose in ihr verbrenne. Sie betäubt mich, nimmt mir alles Gefühl. Das Gefühl für mich (und jeden anderen). Ich bin nicht länger abhängig von Sauerstoff. Denn Wasser füllt nun

meine Lungen. Ich bin hilflos meinem eigenen Meer ausgeliefert. Habe mich ergeben, kämpfe nicht länger gegen es an. Es schützt mich. Es hält mich.
Es nimmt mich vollständig in sich auf. Ich ertrinke in mir.
Mag ich auch gefangen darin sein, endlich bin ich frei.

Es klingelt. Schüler strömen über den Pausenhof, ich fühle mich erdrückt von ihnen. Maura kommt mit meinen restlichen Schulsachen im Arm auf mich zu, tippt sich mit der anderen Hand gleichzeitig ununterbrochen an die Stirn und schüttelt den Kopf.
„Wie blöd kann man sein?“, fragt sie mich, als sie bei mir ankommt. Unwirsch zucke ich mit den Schultern, bedanke mich murmelnd für meine Schulsachen.
„Gerne, gerne“, erwidert sie und grinst schon wieder, „bist du echt so blöd oder tust du nur so? Hier!“ Sie reicht mir einen handgeschriebenen Zettel vom Ziegenbock. Ich lese ihn erst gar nicht durch, falte ihn zweimal, zerreiße ihn anschließend und werfe die Stücke trotzig in den nächsten Mülleimer.
„Öhhh …? Das hätt’ ich mir an deiner Stelle vielleicht lieber mal durchgelesen? Der war echt wütend vorhin, der Zickenbart hat jedenfalls nich mehr mit Zittern aufgehört.“
„Wunderbar“, sage ich nur, verabschiede mich und lasse die verwirrte Maura einfach stehen.
Auf dem Heimweg fällt mir die einzig richtige Erwiderung auf meinen Text ein:

Manche Menschen ertrinken im Meer,
der Verzweiflung.
Andere lernen,
darin zu schwimmen.

***

Irgendwo, irgendwie, irgendwann verschwimmen die Grenzen. Das Lustige daran ist ja, dass man es nicht mitbekommt. Die Zeit fließt so vor sich hin und selber existiert man eben so vor sich hin – beschäftigt sich mal mehr, mal weniger mit sich oder der Welt oder irgendwas … und jetzt sitze ich auf meinem Zimmerboden und versuche anhand eines Kalenders und meinen zehn Fingern abzuzählen, wie viele Tage genau ich denn nun schon vor der Kloschüssel verbracht habe?

Es ist zugegebenermaßen ein recht albernes Bild. Auf dem Boden sitzend, rechnend, überlegend, total konzentriert mit einer Reihe Erinnerungen beschäftigt, verwirrt nach einer Chronologie suchend, ganz und gar mit der Frage beschäftigt: *Wie oft habe ich jetzt eigentlich schon gekotzt?*

Klamm und heimlich hat sich mein chronologisches Gedächtnis aus dem Staub gemacht. Ich erinnere mich an zig verschiedene Situationen, an glasklare Momente, die in meiner Erinnerung genauso viel Platz ausfüllen, wie mancher ganze Tag. Letztlich bin ich mehr mit Rechnen beschäftigt, als mit Erinnern. Den Kalender kann nämlich niemand verfälschen.

Nach fünfmal durchrechnen habe ich fünf verschiedene Ergebnisse. MAAAANN, ich werd doch wohl noch rausfinden können, wie oft ich nun schon heulend am Boden kriechend das Bad geschrubbt habe, nachdem ichs versaut hab …

Andere Frage: *Ist das überhaupt von Bedeutung?*

Angefangen hat es bei ungefähr zehn verschiedenen Internetselbst-Tests und der Suche nach einer eindeutigen Diagnose für Bulimie. Ist man schon so richtig krank, wenn man, sagen wir mal, nur so circa fünf bis zehn Mal gekotzt hat?

Theoretisch doch nicht, man könnte sich ja genauso gut nur eine Magen-Darm-Grippe eingefangen haben.

Macht es einen Unterschied, ob man nur kotzt oder davor noch frisst?

Ich lese lauter verschiedene Diagnosen von wegen anorektischer Bulimie oder auch seltsame Begriffe wie Sportbulimie. Ein Test erklärt mir, man wäre erst ein echter Bulimiker, wenn man sich mindestens zwei- bis dreimal in der Woche seines Mageninhaltes entledigen würde. Alles andere wäre ein Noch-nicht oder ein Schon-beinahe-ehemalig. Ich habe mehr so Pi mal Daumen angeben, wie oft das bei mir der Fall ist, beziehungsweise sein müsste und bin zu dem konfusen Ergebnis *Gelegenheits-Kotzerin* gekommen.

Jaa, ich weiß – das Internet verzapft viel Scheiße. Aber der Begriff hat was. Und nach zwei Minuten um die richtigen Worte ringend, weiß ich auch was: etwas Verharmlosendes.

Gelegenheits-Kotzerin, also gar nicht krank. Nur so ab und zu, aber gesund und bei bestem Verstand (wie man's nimmt). NA KLAR gefällt mir der Begriff, wie sollte er auch nicht:

Er entkrankt mich. Er nimmt die Last des *Du bist süchtig und musst was dagegen unternehmen*–Fluches von mir. Hört sich fast an wie ein schöner neuer Lifestyle: „Ich bin ein Hippie und du?" „Ach, nur ne Gelegenheits-Kotzerin, nichts Besonderes." „Na dann."

Genau, na dann. Na dann könnte ich doch aufhören, mir bescheuerte Gedanken darüber zu machen, was an meiner Form von allgemeiner Verhaltensweise gegenüber dem Essen so konfus ist.

Und da steht man wieder an dem Punkt, an dem man sich sagt: *Na dann! Wenn doch alles gut ist, dann … ist doch alles gut??*

Und die andere Gehirnhälfte schreit: *Neeeein, nix ist gut!*

Wie lange, wie oft, wie ausdauernd kann man sich einreden, dass das doch alles gar nicht so schlimm ist?

Man ist gewillt der einen Seite Glauben zu schenken, die im-

verharmlost
Ich bin gar nicht richtig krank.

mer wieder sinnvoll und plausibel erklärt, ihre Argumente herunterrattert, wie:

Du bist ja gar nicht richtig krank und süchtig schon gar nicht, dafür geht's dir viel zu gut.

Warum solltest du auch? Welchen Grund hast du dazu? Richtig: KEINEN. Siehste?

Da gibt es so viele Leute, denen es wirklich schlecht geht und du ertrinkst nur immerzu in deinem Selbstmitleid, ist dir das nicht peinlich?

So viele Leute könnten einen Therapieplatz wirklich gut gebrauchen, wage ja nicht auch nur daran zu denken!

Und …

Du bist doch nur Gelegenheits-Kotzerin!!

Wie kann man eigentlich so sinnentleert sein und sich mit der Frage beschäftigen, welche Art von Sucht man nun hat oder nicht. Name hin oder her. Diagnose hin oder her. Ist das nicht alles nur ein zwiegespaltenes Gerede zwischen *Ich höre mir zu – Ich ignoriere mich?*

Nur – wenn man wirklich versuchen würde, sich zuzuhören: Was ist, wenn dann alles still ist und es nichts mehr zum Zuhören gibt? Wenn man lauscht und lauscht und lauscht und es kommt nichts?

Ich wüsste nicht mal, wo ich überhaupt hinhören soll, es ist doch alles wie immer.

Vielleicht ist ja genau das, das Problem.

Kapitel 8

Die Liebe zur Hoffnung.

Manchmal frage ich mich, wovon es abhängt, ob der Tag gut läuft oder nicht?
Im Endeffekt von mir, schon klar. Aber was mache ich anders, wenn's dann gut läuft oder eben nicht? Ich suche verzweifelt nach Zugriff, bleibe noch auf dem Weg in die Küche stehen und frage mich: *Muss das jetzt wirklich sein?*
Ich denke rational, stundenlang spreche ich vernünftig mit mir selbst, kaue das Thema zum zehntausendsten Mal durch, frage mich, was es mir bringt? Und trotzdem überkommt es einen wieder, die primitive Fresslust, Begierde auf unterstem Niveau. Und als Krönung die Scham, die mir durch den ganzen Körper kriecht, in den Fußspitzen kribbelt und im Kopf wehtut.
Heute läuft es bis jetzt ganz gut. Und ich weiß einfach nicht, woher es plötzlich kommt.
Man ist klar im Kopf, bedacht. Man kann sich sagen: *Es ist okay.*
Ja, zwei Brötchen hin oder her. Ja, zwei Stück Kuchen zu viel. Ja, vier Kaffee mit einem gefühlten Kilo Zucker drin. Aber *es ist okay*, ich kann's eh nicht mehr ändern.
Ich bin erst frustriert, ich spüre förmlich, wie sich diese Frustration ausbreitet und flüstert: *Jetzt ist es doch eh schon egal. Du hast schon wieder versagt, Miststück.*
Und meistens ist es an dem Punkt schon wieder vorbei, *vorbei eben.* Aber frustriert sein bringt nichts, denn frustriert sein heißt in dem Fall *noch mehr essen.* Bescheuerter Kreislauf. Man frisst, um zu vergessen, dass man frisst. Da hat dann alle Weisheit ihr Ende gefunden.

Was ist danach?, frage ich mich. Ich fühle mich doch jetzt schon bescheuert, danach fühl' ich mich auch bescheuert und zwischendrin gibt's genau einen Moment, in dem man das vergisst. Lohnt sich das wirklich? Ich poche auf meine Rationalität, doch es funktioniert nicht.
Dann kommt mir eine andere Frage in den Sinn: *Wie toll wäre schon ein einziger überstandener Tag? Nur einer?*
Schon, wenn ich nur jeden zweiten Tag über der Schüssel hängen würde, wäre das im Endeffekt nur die Hälfte. Nur halb so viel Zerstörung. Mit einem Fingerschnippen das Elend eben mal halbieren. *Erstrebenswert? Irgendwie schon.*
Ich denke mir, dass wenn ich zum Beispiel letzte Woche angefangen hätte, kotzfrei zu sein, dann wäre ich das jetzt schon eine Woche. Oder meinetwegen gestern – dann wäre es immerhin schon mal ein Tag. *Beginnen wir mor… heute. Jetzt.* Wenigstens eine Woche. Mal versuchsweise.
Vielleicht liegt ja darin mein Fehler: Ich sage mir hinterher jedes Mal:
Das war jetzt das letzte Mal, ab jetzt nie und wirklich NIE wieder. Ab JETZT **muss** *es klappen. Ich DARF das nicht mehr machen!*
Ist es ein Wunder, wenn man bei der Erwartungshaltung scheitert?
Vielleicht gehe ich ein bisschen zu hart mit mir ins Gericht.
Step by step umstellen.
Nur jeden zweiten Tag fressen? Ganz bewusst sagen: Heute aushalten, morgen darf ich?

Trotzdem kam der Moment, er lässt nie lange auf sich warten, egal wie gut die Vorsätze sind … das *Hirn ist plötzlich Leer*-Moment. Und ich laufe wie im Wahn zur Küche. Der Cappuccino muss dran glauben, eine Tasse Tee, die ich mit Unmengen Süßstoff verseuche und eine Packung Kekse. Heulend stehe ich in der Küche, weil ich es wieder nicht geschafft habe, kraxele auf dem Küchenboden herum und sammele Kekskrümel ein, renne meinen Hirntrampelpfad entlang, dessen nächste Station heißt: *Was esse ich als nächstes?*

Ich starre einen Krümel auf meinem angelutscht feuchten Finger an und frage mich, ob das nun Keks oder Dreck ist und währenddessen noch verlässt mein Blick den Trampelpfad und findet im Dschungelgestrüpp meines Gehirns eine lichte Stelle. Ich wage einen kleinen Ameisentritt in die Richtung und ernte augenblicklich das Ergebnis, den Gedanken: *He – für deine Verhältnisse ist das doch GAR NIX! Cappuccino, Tee, Kekse – was regst du dich so auf? Hör JETZT auf. JETZT!*

Mein Blick wandert zurück zum ausgetreten Pfad, der weiter durch das altbekannte Suchtgelände führt. *Egal, EGAL, ist doch scheißegal, ESS WAS, es ist doch eh egal!!!*

Links. Ich könnte einfach nach links abbiegen und den Pfad frühzeitig verlassen, wer A sagt, muss nicht B sagen. *Umkehren, Fehler eingestehen, noch mal neu. Es ist doch bis jetzt nichts Verwerfliches passiert, scheiß doch auf Gelenke verätzenden Süßstoff, auf deine zweihundert Keks-Kalorien, what the fuck?*

Einen hundertmal entlang gelaufenen Pfad wieder und wieder lang zu gehen, ist keine Kunst. Links neben mir könnte bald ein anderer Weg sein, der nach fünfzigmal entlanglaufen genauso ausgetrampelt und bequem zu laufen wäre. Ich müsste mir nur fünfzigmal die Mühe machen, BEWUSST wo anders lang zu laufen und ich wäre gerettet.

Obwohl ich allein daheim bin und es niemand hört, als ich mehr als geräuschvoll meine rotzige Nase hochziehe, schämt sich ein kleiner Teil von mir. Erziehung und Moral, die sich im Hirn festgesetzt haben. Die Stirn krausziehend, schmiere ich meinen klebrigen Finger am Pulli ab und stehe auf.

Links abbiegen, links abbiegen, links abbiegen.

Sofort ein schrilles Widerhallen im ganzen Körper, *Neeeeiiin, dableiben, hier geht's lang, bist du bescheuert oder was? Iss! Iss! Iss jetzt was!*
Ich schlage mir mit der flachen Hand hart gegen den Kopf, der symbolische Wert übersteigt die Sinnlosigkeit dieses Verhaltens: Das Suchtdenken gibt nicht nach, aber wird leiser. Jede Bewegung, die dazu dient, meinen Körper ein Stückchen weiter aus diesem Raum zu verfrachten, bestätigt meinen Entschluss mehr – ab in den Dschungel, einen neuen Pfad bauen. *Das erste Mal ist immer am schwierigsten, das muss so sein, mach dir keinen Kopf!* Denke ich mir verzweifelt, als mein Herz unter immenser körperlicher und geistiger Anstrengung klopft, als wäre es verrückt geworden.
Es fühlt sich an, wie die Besteigung des Mount Everest und trotzdem krieche ich auf allen Vieren aus der Küche heraus und schleppe mich in mein Zimmer, verpacke mich in lauter Klamotten, schnappe Musik und Hausschlüssel und haste aus der Wohnung, raus in die Kälte.
Geholfen hat mir dabei kein rationaler Gedanke mehr, keine Vernunft und keine Moral, geholfen hat nur der Befehl:

EINFACH TROTZDEM MACHEN!

Es gibt kein Denken mehr, was mich davon abhält, wie von Sinnen zu fressen und zu kotzen. Da hilft kein Zettel am Kühlschrank auf dem steht: Tu's nicht!
Da hilft es nicht zu sagen, davon wirst du aber fett!
Da helfen kein Argumentieren und kein Streiten mit sich selbst. Da hilft nur: *Endlich mal Birne aus und links abbiegen!*
Das sind Momente, in denen verhandle ich doch nicht mehr, da gibt es nur die Sekunde, wenn alles andere scheißegal ist

und nur ein verfluchter Gedanke im Kopf kreist:
Ich muss JETZT SOFORT was essen!
Ich weiß doch nicht mal, was da der Auslöser ist. Plötzlich kommt der Gedanke und dann ists aus. Man rennt halt seinen Pfad entlang.
Und was mache ich? Versuche zu verhandeln. Aber wenn dein ganzer Körper *NEEEEEIN!!* schreit und alle Argumente schon allein aufgrund der Lautstärke keinen Durchdringen mehr haben – muss man vielleicht einfach mal zurückschreien:
DOOHHOOOCCHHHH!!!!!
Aufhören zu denken, aufhören zu denken, aufhören zu denken.
Einfach machen!!!

Und ich hab's getan: Einfach trotzdem gemacht, obwohl sich innerlich alles dagegen gewehrt hat.
Jetzt laufe ich schnaufend im Militärschritt durch den Wald, höre das aggressivste Lied, das ich finden konnte, und lasse mir obendrein noch vom Wetter auf den Kopf regnen.
Irgendwann laufe ich querfeldein, schlage mich diesmal wortwörtlich durchs Gestrüpp, ein zweites Mal heute. Dann bleibe stehen und lasse mich schluchzend auf den Boden fallen; kraftlos, leer und ausgebrannt.
Nach der Wut kommt die Depression. Erschöpft liegen bleiben und nach hinten gucken: Da ist noch kein richtiger Weg, aber man kann trotzdem schon eine Spur sehen, die man durch den Dschungel gegraben hat. Man muss nur bald wieder hier entlang gehen, sonst wächst es wieder zu. Immer wieder hier entlang.
Der Boden ist matschig nass, es riecht moderig. Und ich heule einfach so vor mich hin, bin mutterseelenallein, ganz für mich und kaputt, kaputt, kaputt. Aber das macht nichts. Ich darf hier rumliegen und heulen. Ich hab's mir verdient.

Es ist sinnlos, der Gedanke ist da, ganz plötzlich. Ich zucke nur hilflos die Schultern, schaue nach oben und lasse mir mein Gesicht nass regnen. *Egal,* sage ich mir, *und wenn's sinnlos ist, ist doch gerade völlig egal.*

Erst, wenn man völlig durchnässt und erfroren nach Hause kommt, sich die klebenden, klammen Klamotten vom Körper zieht, lernt man eine warme Dusche wirklich zu schätzen. Ein unschätzbarer Luxus, viel zu oft in die eigene Vergessenheit geraten.

Die ersten zwei Minuten spüre ich gar nichts, bin ein unaufgetauter Eisblock, steif und kalt. Langsam beginnt das Blut wieder durch den Körper zu zirkulieren, einzelne Körperteile erlangen ihr Bewusstsein zurück. Unbeweglich stehe ich unter dem prasselnden Wasser und atme den heißen Dampf. Mir geht es gut. Jetzt im Moment: Geht es mir gut.

Irgendwann einmal hat sich eine Gewohnheit angewöhnt, dass immer, sobald ich es nicht schaffe, dem ersten Impuls von wegen *friss-kotz* zu widerstehen, die Sicherung bei mir sofort gleich ganz durchbrennt und ich mir einrede, dass es sowieso schon wieder zu spät ist und ich ja morgen anfangen könnte, etwas zu ändern. Da ist er, der Holzweg, mein schön ausgetrampelter Pfad.

Ich werde frühes Abbiegen wohl erst wieder richtig lernen müssen.

***

Ein schlauer Satz besagt: *Miss dich nur mit dir selbst.*

Sehe deine eigenen Fortschritte, dein eigenes Voranschreiten. Denn das „perfekte Leben" ist ein Zustand, den es nicht gibt, allein schon weil man gar nicht weiß, wann der eingetreten ist oder eintreten würde oder wird, man macht ihn sein ganzes Leben lang an irgendwelchen Dingen fest und letztlich übersieht man, dass der Zustand jetzt und hier längst da ist und auch immer sein wird. Perfektion ist schließlich kein Endzustand. Perfekt ist hier und jetzt und was ich daraus mache.

Das erinnert mich an einen Eintrag. Ein Eintrag in einem Poesiealbum, in meinem, um genau zu sein. Es gab mal den Trend, dass jedes Kind ein „Freundebuch" hatte, in das alle Freunde einen Eintrag machen sollten. Da waren in manchen schon so vorgefertigte Fragen drin, in meinem auch. Das Freundebuch wurde oft etwas zweckentfremdet, um mehr Einträge zu bekommen. Da haben dann eben noch Geschwister und Familie hineingeschrieben. Zum Beispiel meine Tante, Schwester meiner Mutter. Sie können sich nicht leiden, für Mutter ist sie die „weltfremde Leara", man sieht sich auch überhaupt nicht mehr, seid sie sich ans andere Ende der Welt verdrückt hat und auch nicht mehr gedenkt, Deutschland je wieder zu sehen.

Jedenfalls hat Leara auch mein Freundebuch bekommen und sollte mir einen Eintrag machen, hat dann aber nicht explizit die Fragen beantwortet, sondern ihren ironisch und sarkastischen Humor schriftsprachlich ausgelebt, Schachtelsätze vom Feinsten in die engen Zeilen gequetscht und mich als Zehnjährige völlig verwirrt. Meine Mutter hat sich darüber geärgert, was meine Tante wiederum gefreut hat und als ich Mutter fragte, ob sie mir manche Antworten erkläre, hat sie gemeint, ich solle die Seite rausreißen, da stehe nur Schwachsinn drin. Hab ich nicht gemacht, ich hab's natürlich aufgehoben, nichts ist spannender als die seltsame Erwachsenenwelt, und wenn man ein Stück davon behalten darf, dann tut man das.

Mit der Zeit habe ich den Eintrag dann nach und nach verstanden und mittlerweile bin ich fast stolz auf meine weltfremde Tante Leara und das Stückchen, was ich von ihr behalten durfte.

Ich krame durch mehrere Schubladen und suche nach dem verdammten Freundebuch, finde es irgendwo verstaubt zwischen ein paar alten Schulheften.

Ich überfliege die Seiten und finde ihren Eintrag und kurz darauf auch die Frage, deren Antwort ich gesucht habe: *Was möchtest du mal werden?*

Jedes normale Kind schreibt da jetzt hin: Tierärztin. Feuerwehrmann. Pilot. Oder Prinzessin.

Tante Leara schrieb:

Eigentlich möchte ich primär etwas sein und nicht explizit was werden. Ich möchte eigentlich auch gar nicht „was" sein, sondern nur ich sein. Ich möchte so sein, dass ich mich immer auf mich berufen, mich in mir ausruhen kann und mir sagen: Ich bin gut.

Und daraus werde ich die Kraft schöpfen, immer weiter auf mich aufzubauen, mich weiter zu entwickeln und zu „werden". Und auch, wenn ich mal scheinbar im Stillstand verharre, schreite ich doch stets fort: Denn ich habe MICH, als Fundament, als Basis, immerwährend. Und so ergibt sich: Wenn ich bin, dann werde ich.

Denn wenn ich immer nur werden will, dann bin ich nie und kann auch nie „geworden sein".

Es ist anstrengend, das Gekritzel zu entziffern. Und so wirklich verstanden habe ich es auch nach dem fünften Lesen nicht, ich kann nur erahnen.

Ich glaube zumindest, dass sie meint, dass man im jetzigen Zustand lebt und deshalb auch seine Gedanken nicht immer nur bei dem haben soll, wie man denn mal werden will. Denn wenn man ist, wie man ist und das aktiv lebt, dann wird man auch etwas; wenn man sich selbst zulässt, dann entwickelt man sich auch, dann reift man, dann ist man perfekt, gerade so, wie man eben ist. Die Entwicklung kommt schon, aber sie kann nur dann kommen, wenn man sich jetzt so annimmt, wie man nun mal ist – und dann kann man auch auf sich aufbauen und über sich hinaus wachsen. Es geht also zuallererst um *Akzeptanz*.

Und wenn ich mich nur verabscheue, für alles, was ich tue und wer ich bin – wie soll ich so an und mit mir arbeiten, wo ist die Grundlage, auf die ich aufbaue?

Vielleicht liegt die echte Perfektion ja darin, sagen und auch fühlen zu können: Gerade, weil ich unperfekt bin, bin ich perfekt.

Fast feixend fällt mir in dem Zusammenhang ein, was mein Religionslehrer letzte Woche im Unterricht gesagt hatte*: Ich bin der, der ich bin, und werde sein, der ich sein werde.*

Ich sollte vielleicht aufhören, mich selbst in meine eigens überlegten Überlegungen über mich selbst einzuquetschen. Aufhören, mich selbst zu kontrollieren und mein Verhalten immer gleich zu vergleichen und bewerten. Mir selbst vertrauen und mich sein lassen, wie ich bin und sein werde, basta und Ende aus.

Ich liege in meinem Bett, lausche der Stille und überlege, was ich werden will.

Eine Zeitschrift liegt mehr oder weniger durchgeblättert neben mir. Die 2,60 € hätte ich mir auch sparen können. Enttäuschung macht sich breit und wenn's nur wegen einer falsch ausgesuchten Zeitschrift ist.

Ich bin sechzehn. Noch drei Jahre Schule, dann muss ich wissen, was ich sein und werden will. Oder wer ich sein will. Was ich bin und was ich nicht bin.

Eigentlich bin ich nichts, also eher *fast* nichts. Jedenfalls weniger als der Bruchteil einer Schneeflocke. Ich bin nicht mal

ein i-Punkt in der Geschichte des Lebens, ich gehöre nicht mal ins Buch der Geschichte des Lebens, so nichtig bin ich. Ich bin das kleinste Element des Ganzen, das man in seiner Ursprungsform so gar nicht mehr wahrnimmt.
Wie ein kleines Atom, von dem man immer dachte, es wäre das Kleinste auf Erden und dann stellt sich heraus, dass das Atom aber auch noch aus Protonen und Elektronen besteht und ich bin eines dieser Protonen im Atomkern.
Wenn man mit dem bloßen Auge schaut, ist kein Atom und kein Verbund von Atomen sichtbar. Wenn nicht mal das Molekül sichtbar ist, welches schon aus mehreren Atomen besteht, wie soll dann dieses kleine Iruka-Proton jemals sichtbar sein?
Nie in meinem Leben habe ich mich so überflüssig und so unwichtig gefühlt. So unglaublich winzig und unbrauchbar. Es gibt ungefähr 6,8 Milliarden Menschen und jede Minute werden es mehr. Von diesen 6,8 Milliarden bin ich genau eins. Ich bin bestimmt eine ellenlange Zahlennummer, der so und so vielte, der sich Mensch schimpfen darf und auf dieser Erde leben kann. Mir läuft es bei dem Gedanken kalt den Rücken runter, meine Vorstellungsfähigkeit ist maßlos überfordert, wenn ich bedenke, wie lang mein eigenes, kleines und sehr beschaulich überschaubares Leben denn doch ist. Genau genommen ist es ja riesengroß.
Es ist pro Jahr 365 Tage lang und pro Jahr auch 8.760 Stunden. *Über 8.000 tausend Stunden!!* Eine *einzige* Stunde kann schon viel zu lang sein, manchmal sitze ich an einer Bushaltestelle und ärgere mich tierisch darüber, dass ich den Bus verpasst habe und noch zwanzig Minuten auf den nächsten warten muss und, dass das so absolut unnützes Warten ist. Zwanzig Minuten sind aber nur *das Drittel* einer Stunde.

Und das alles wiederum ist *nur* genau *ein Jahr.* Ein riesengroßes, langes Jahr. Jetzt muss man nur noch bedenken, wie viele Jahre ein durchschnittliches Leben hat und wie unendlich lang es einem nach meinen Ausführungen erscheinen könnte und *jetzt* bedenke man, dass ich hier aber nur von *einem einzigen* Leben aus 6,8 Milliarden spreche.

Was sind 6,8 Milliarden Menschen mal 8.760 Stunden, die jeder für sich pro Jahr erlebt? Mein innerer Taschenrechner versagt, der ist nur gewohnt, ein paar Hunderte oder auch Tausende Kalorien zu überschlagen.

Klein, nichtig, undefiniert.

Manchmal habe ich das seltsam befreiende Gefühl, das ich so verdammt unwichtig bin, dass es schon wieder egal ist. Wenn ich so an und für sich oder mich, völlig scheißegal bin – dann kann ich auch aufhören, mir lästige Gedanken darum zu machen. Es ist so lachhaft, wenn man bedenkt, dass ich meine Tage fast ausschließlich mit gedanklicher Nahrungsaufnahme beschäftige. Habe ich denn nichts Besseres zu tun? Ich meine – irgendwas halt?

Eine unausgesprochene Aufforderung beschleicht mich. *Ich sollte sterben.* Sollte, was heißt hier sollte? Ich hab's nicht anders verdient, jemand, der unermüdlich damit ausgelastet ist, sich nur ständig selbst zu bekriegen, anstatt etwas Sinnvolles zu tun – der hat's nicht anders verdient. Fast zeitgleich wird mir plötzlich klar – *ich will aber doch leben!*

Nein, von wollen kann keine Rede sein. Da ist sie, die verfluchte Pflicht, die einem auferlegt wird, sobald man sich dem Erwachsensein nähert: Die Pflicht „aus seinem Leben etwas zu machen".

Was Vernünftiges. Oder auch nicht. Aber irgendwas eben. Aber was bin ich schon? Nichtig, unnütz, dumm und selbstbekriegerisch. Die Pflicht erdrückt mich, Erwartungsdruck von außen, von überall – auch intern. Eigener Erwartungsdruck. *Du bist nur was wert, wenn du was aus dir machst.* Einen Typen aus dir machst; die karrieregeile Tussi, die Familienmutti, die großherzige Friseurin von nebenan. Eine Aufgabe, ein Zahnrad. Sinnvoll muss ich sein, sinnvoll, egal wie. Aber ich bin's nicht. Und wer seinen Teil von Pflichten nicht erfüllt, der kann gehen.

Ich will eigentlich nicht sterben, nicht aktiv, bewusst, gewollt. Alles ist so *ganz oder gar nicht* – sei sinnvoll oder geh'. Bald bin ich achtzehn. Dann bin ich ein vollwertiges Mitglied der Gesellschaft. Wenn ich vollwertig bin, dann muss ich auch vollwertig Leistung bringen. Es bleibt der schale Beigeschmack von Ungefragtheit. Man schliddert da so rein, ohne, dass man sich bewusst darüber wird. Und dann macht's PENG und man denkt sich: Scheiße.

Aber ich bin nicht vollwertig, auch in zwei Jahren nicht. Ich bin die, die später in der Klapse sitzt, weil sie die erwartete Leistung nicht bringen kann.

Jeder weitere Tag meiner Existenz ist ungerechtfertigt.

Denn ich bin zukunftslos, weil ich nichts mit mir anzufangen weiß. Und somit lebensunfähig und somit unfähig, meine Existenz dadurch zu rechtfertigen, dass ich sie aus eigenen Schritten am Leben erhalten kann.

Offiziell muss ich ja nicht einmal nicht ich sein – sondern nur *etwas.* Hauptsache etwas.

Leistungszwang, Klischees und Status. Plötzlich ist da so viel, dass ich geben muss. Und jemand der Lebensmittel verschwendet, Zeit verschwendet, sich selbst verschwendet und kotzt – der hat da keinen Platz. Ich hab' da keinen Platz. Nein, ich will nicht sterben. Aber es fühlt sich an, wie die unweigerliche Konsequenz auf das, was ich verkörpere: die personifizierte Kontraproduktivität.

***

Die Welle überrollt mich, reißt mich nieder. Ich werde durch die Fluten gewirbelt, schlucke Wasser. Die Welt um mich herum wird von einem Strudel aus Farben geschluckt. Ich spüre, wie mein Körper sich gegen den aufbrausenden Sturm wehrt und sich einen Weg freikämpfen möchte. Mein Herz klopft wie verrückt. Es rast wie ein gestörtes Kaninchen durch meine Brust und versucht dem Unausweichlichen zu entkommen. Es will nicht sterben.

Tage und Jahre, die an mir vorüberziehen, blinde Farben, die wie Wellen übereinander einbrechen und sich überschlagen. Mein Kopf summt leise, der Wasserstrom übertönt, was es zu übertönen gibt, Taubheitsgefühl macht sich breit. Nicht mal jetzt kann ich aufhören, mich nach dem Grund zu fragen. Ich nehme nichts hin, ich lasse nicht los und stoße die Welt trotzdem von mir weg.

Ich will das nicht, schreie ich stumm und schlucke wieder Wasser. Es fließt in meine Nase und meine Ohren. Es durchdringt jede Pore, öffnet sie und dringt hinein, nimmt mich in sich auf. Ich *bin* Wasser. Ich lasse mich durch die Fluten wirbeln, treibe haltlos umher, werde gegen Felsen geschlagen und auf den Boden gedrückt. Mein Herz rast.

Hör auf!, rufe ich ihm zu und will meine Hand auf meine Brust legen, um es zu beruhigen. Wo ist meine Brust? Wo ist meine Hand? Ich habe nie etwas gerufen, habe nie etwas gedacht oder versucht, bin nur tatenlos durch das Meer getrieben, ohne selbst je eine Richtung einzuschlagen. Ich habe keine Hand und auch keine Brust, ich habe keine Sprache und keine Ge-

danken, nicht einmal ein Herz. Ich bin Wasser. Wasser, das durchs Wasser treibt, ohne sich abzugrenzen oder zu verändern. Ein hilfloses Wasseratom, so wirkungslos und hoffnungslos, gefangen in der eigenen Unwichtigkeit, gehetzt und rastlos, ohne sich je aus eigenem Antrieb vorwärts bewegt zu haben. Als mich die Erkenntnis trifft, will ich weinen, aber ich kann nicht weinen, ich bin Wasser. Habe keinen Körper und keinen Verstand, bestehe aus Protonen und Elektronen und lasse mich durch die Welt treiben. Vielleicht bin ich ja wenigstens ein Atom im Ozean, der Nord- oder Südpazifik und treibe von Amerika nach Australien und China. Schwimme durch den Atlantik und besuche Afrika.
Vielleicht lebe ich im Bodensee, werde eines Tages von der Trinkwasserversorgung abgepumpt und lande im Waschbecken eines Menschen, der sich mit mir die Zähne putzt. Vielleicht bin ich auch nur der Teil einer kleinen Pfütze, vom regnerischen Himmel gefallen, treibe ich in ihrem Strom.

Ich wache auf und schreie. Nach einigen furchtbaren Sekunden tauche ich zurück in die Realität ein und atme auf. „Ich will aber kein Wasseratom sein!“, erkläre ich der Dunkelheit trotzig, lasse mich zurück in die Kissen fallen und schlafe sofort wieder ein.

Als ich das nächste Mal aufwache, habe ich Nasenbluten. Mit einem Fluch auf den Lippen springe ich aus dem Bett und beeile mich ins Bad. Wische meine Nase mit Klopapier ab und muss feststellen, dass es ganz schön heftig blutet.
Nachdem ich innerhalb von fünfzehn Minuten eine Klopapierrolle vollgeblutet habe, beuge ich mich übers Waschbecken und lasse meine Nase einfach dort hinein bluten, ohne etwas dagegen zu unternehmen. Mir wird schwindlig und ich be-

komme Angst, was, wenn das Bluten nicht mehr aufhört? *Was, wenn ich hier jetzt so lange weiter blute, bis ich leer bin??*
Ein seltsamer Gedanke kommt mir in den Sinn: *Wenn meine Nase mich jetzt verbluten lässt, hat das hier wenigstens alles ein Ende.*
Einen Augenblick lang ist er tatsächlich erleichternd. Endlich vorbei, keine Sucht mehr.
Bis mir auch die weiteren Konsequenzen klar werden. Denn dann wäre mein Leben wahrhaftig zu Ende. Es gäbe keinen einzigen Sonnenuntergang mehr für mich, keine Blume und kein Eichhörnchen, dem ich beim Hopsen zusehen kann. Ich werde nie meinen ersten Freund haben und nie wissen, was aus meinem Leben geworden wäre, hätte ich es weitergelebt. Plötzlich habe ich das Bedürfnis mich selbst in den Arm zu nehmen. Ich möchte mich trösten und mir sagen, dass alles gut wird und dass meine Nase mit Bluten aufhören darf. Irgendwie werd' ich das alles doch schaffen, oder?
Ich will noch nicht sterben, ich hab doch noch die Chance, mein Leben auf die Reihe zu kriegen, ich will es doch – ich will doch *glücklich* sein.

Bevor ich mich versehe, hat das Nasenbluten aufgehört. Ich laufe zurück in mein Zimmer, fünf Uhr morgens. Seufzend werfe ich mich wieder ins Bett, kann aber nicht mehr einschlafen.
Der Drang aufzustehen und zu frühstücken, nimmt zu. *Frühstücken, ja klar.* Das glaube ich doch selbst nicht. *NUR frühstücken, so wie immer. Mehr nicht. Wo fängt eine Mahlzeit an und wo hört sie auf?* Da ist sie wieder. Die Sucht. Und das nur Momente nachdem mir umso eindringlicher klar geworden ist, dass ich leben möchte.
Seit zwei Tagen habe ich jetzt nicht gekotzt. *LINKS ABBIEGEN!*

Ich weiß schon zu diesem Zeitpunkt, dass ich mich mit dem Frühstück nur selbst verarsche. Das ist noch die Phase des „der nur dein Bestes wollende Vorwand“. Die Phase, in der man noch völlig unbedarft und unschuldig den Kopf schüttelt, fast schon wieder empört, weil man sich selbst sagt: *Das ist nur ne Ausrede, gib's zu! Du willst doch nur wieder fressen!*

Und hinterher zuckt das Unschuldslamm dann mit schockiertem Gesichtsausdruck die Schultern und beteuert flehentlich, dass das aber doch echt nicht die Absicht war, es wüsste selbst nicht, wie das wieder passieren konnte. Das Unschuldslamm wird sich anschließend mit dem Gewissen verbünden, welches wie auf Kommando anfängt zu plärren und mit Vorwürfen zu schmeißen beginnt und letztlich bleiben einem nur die Reue und der Vorsatz: *nie wieder!!!*

Bis das Lämmchen dann wieder anrückt und flüstert: *Na komm, es ist früh und du hast Hunger, das darfst du nicht unterdrücken, geh was frühstücken.*

Und ich frage mich: *Echt, ich hab Hunger? Oh, tatsächlich. Oder nich? Hä? Hab ich nun Hunger oder nicht?* Und man stellt bedrückt fest, dass man sein Hungergefühl zwischen all diesen unterschiedlichen Charakteren und deren Stimmengewirr verloren hat.

Und jetzt liege ich wieder da und das Unschuldslamm quäkt, zumindest glaube ich das: Vielleicht hab ich auch tatsächlich einfach nur Hunger? Keine Ahnung.

Craving. Tu's oder tu's nicht.

Ich will doch aber leben, denke ich traurig, weil ich spüre, wie mein Gemütszustand wieder umschlägt.

Es ist bedrückend erstaunlich, wie schnell man versucht ist, in eine Gewohnheit zurückzufallen. Es ist bedrückend erstaunlich, wie das Ganze so unterschwellig ungewollt abläuft, dass man es gar nicht vollbewusst mitbekommt.

Da tauchen plötzlich wieder Gedanken wie: „Ach, ab morgen ...“ „Nur noch einmal ...“ „Dann wird sich alles ändern ...“ auf und man zuckt förmlich schuldbewusst zusammen, als hätte man sich gerade bei etwas Verbotenem erwischt.
Es ist so erschreckend einfach. Erschreckend verführerisch. Pseudo-Frühstück, ja oder nein?
Die Hemmschwelle steigt und sinkt, stark wechselhaft und doch berechnend wechselnd, wie Ebbe und Flut, im wogenden Rhythmus und trotzdem nicht vollends zu kontrollieren, nicht vollends vorherzusehen.
Und je näher man sich zum Meer hingezogen fühlt, je näher man ans Ufer gedrängt oder geschubst wird, je näher man sich selbst dorthin begibt, desto höher ist die Chance der Möglichkeit, von der nächsten Flut wieder mit ins Wasser gezogen zu werden. Ganz gleich, ob man sich dem nur noch wartend auf ein vertrautes Wogen von Irre hingibt oder nach Kräften und Möglichkeiten dagegen angeht – im Nachhinein lässt sich in den Augen Außenstehender nichts vermerken, das einen Unterschied erkennen ließe.
Es zählt nicht, mit welchen Gedanken und Gefühlen man sich in eine Lage begibt, es zählt nicht, aus welchen begründeten Hintergründen oder Absichten man es tut. Es zählt nur der Sachbestand selbst. Mit welchen Mitteln zum Zweck oder auch nicht; wie viel Energie dahintersteckt, wie viel Leid oder Schmerz oder Liebe oder was auch immer – es zählt dennoch nicht.
Das Meer relativiert es. ALLES.
Jede noch so individualistische Handlungsmotivation. Jeden Hoffnungsschimmer.
Es zerstreuen sich Emotionen und Erinnerungen zwischen den Wassermolekülen, lassen einen leisen Hauch Vergangenes in den einzelnen Körpern und Köpfen zurück, nehmen Über-

flüssiges, Triviales; nehmen Relevanz und Wichtigkeit. *Und eigentlich ist es doch egal. Eigentlich ist es tatsächlich und wahrhaftig und völlig e g a l.*
Und mein schwummriger Irrsinn nimmt meinen zittrigen Körper bei der Hand, *frühstücken gehen.* Und ich weiß es jetzt schon, jetzt schon in diesem Moment, dass ich den Kampf wieder verloren habe – *aber es ist mir egal.* Ich mache es trotzdem. Ich kann nicht anders, will nicht anders, muss. Jetzt, sofort. Und ich mache es. Einfach so. Völlig unproduktiv, ja sogar kontraproduktiv. Da bin ich, das Nichts, erbringe keine Leistung, bin weder ich noch etwas, voller Wut und Traurigkeit, ohne Existenzberechtigung, ohne Sinn – und ist es mir wieder so was von scheißegal.

Kapitel 9

Das Ich.

Ich saß also auf dieser Bank, beobachtete die vorbeigehenden Menschen und dachte über eben diese nach und über die Welt an sich. In mir kam die Frage auf, was wohl die einfachste und vor allem schmerzloseste Antwort wäre, auf die Welt zu reagieren. Im ersten unüberlegten Moment des Nachdenkens fiel mir der Begriff „Gleichgültigkeit" ein. Einen Moment später fragte ich mich, ob nicht gar Gleichgültigkeit sogar die für sich selbst schmerzhafteste Antwort darauf ist.

Ich

Wer bist du?
Was machst du?
Du versuchst mich zu zerstören,
gibst aber vor
doch nur ich zu sein.

Warum lässt du mich nicht?
Lässt meine Gedanken nur mir allein,
lässt mein Leben meines sein.
Du tust mir weh,
gibst aber vor
doch nur ich zu sein.

Welche Gründe treiben dich?
Treiben dich zu mir
und mich zu befehlen,
zu fordern und einzuzwängen.

Du misshandelst mich,
gibst aber vor
doch nur ich zu sein.

Und hier stehe ich
und frage mich
wer oder was
dieses grausame Ich
nur ist?

Ich sitze in der Schule, versuche mich zu beherrschen. In einem Moment ist noch alles okay, im nächsten drehe ich innerlich durch. Einfach so – klick.
Alles ist mit einem Mal wieder zu anstrengend, ZU ANSTRENGEND. Eine Bleischwere. Ein inneres Beinahe-Explodieren.
Das übliche Gedankenmuster läuft ab, ich renne: mein Trampelpfad, der mich rettet. Links abbiegen? Ich kann nicht, will nicht.
Und mein einziger Gedanke war irgendwann nur noch *ich freu mich auf daheim, ich will mich sinnlos befressen, ich will WEG. Befressen – wie betrinken … genau so fühlt sich das an.*
Habe ich dann auch gemacht. *Wut.*
Die eine Seite sagt *jetzt ist es eh egal.*
Andere Seite: *Dann geh sterben, los sofort – DU hast gesagt, es ist ALLES egal!*
Ich will aber nicht sterben!!
Dann ist es EBEN NICHT EGAL!! Dann ändere jetzt was, JETZT, verdammt!
Nein … ich kann nich, will nich … ich glaube es is doch ega...
AAARGH

Ein Hin und Her und am Ende gewinnt die Gewohnheit: Leben wir doch einfach weiter die Sucht, die Krankheit; flüchten wir in die heile, kleine, kranke Welt, verfluchen uns selbst, vergessen alles andere und regen uns hinterher drüber auf.

Scheiß doch drauf.

Nein.

Doch.

Nein.

Doch.

Ich finde mich zum Kotzen.

Alle zwanzig Sekunden kippt meine komplette Denkweise und schlägt ins Gegenteil um.

Im einen Moment denkt man noch *okay, diesmal schaff ich es. Jetzt fängt es an, jetzt ist der Augenblick gekommen. Ich brauche das nicht, ich werde leben. Ich werde diese scheiß Sucht aufgeben, endlich alles hinter mir lassen und noch mal anfangen, jetzt sofort.*

Einen Moment später *Die ganze Welt ist zum Kotzen, ich halte das nicht aus. Ach komm, schon wieder. Ich bin ein kleines schwaches egoistisches selbst bemitleidendes Garnix. Scheiß doch drauf. Stirb, du Nichtsnutz.*

„Maaannn, eeeendlich", stöhnt Maura. Wie ertappt schrecke ich auf. Um mich herum herrscht plötzlich lautes Treiben, zusammenpackende Schüler, Stühle werden geschoben, Jacken übergeworfen.

Maura guckt mich mit großen Augen an, erst skeptisch, dann verwirrt, dann grinsend. Hilflos grinse ich zurück und deute ein Kopfschütteln an.

„Was ist los mit dir?", fragt Maura zweifelnd.

„Nix. Alles okay. Bestens. Danke", gebe ich hektisch zurück, Maura zuckt die Schultern und steht auf. Endlich verstehe ich.

„Schule aus?“, sage ich und Maura beugt sich dicht zu mir herunter: „Wirklich alles okay?“

Ich nicke vorsichtig und beeile mich, meine Sachen einzupacken, als mir etwas einfällt.

„Sag mal, ist heute nicht Freitag?“, frage ich hoffnungsvoll, kriege aber keine Antwort. Mauras dunkelbrauner Schopf verdeckt ihr Gesicht, sie lehnt über ihrem Rucksack und rückt ihre Sachen darin zurecht.

„Es IST Freitag“, sage ich und strahle, schweigen hinter dem braunen Schopf. Verwirrt packe ich meine Sachen zusammen, ziehe die Jacke über und stelle mich neben sie.

„Alles okay?“, diesmal bin ich es, die fragt. Als Maura aufschaut, glitzern Tränen in ihren Augen.

„Wie? Hä? Maura??“, konfus laufe ich ihr hastig hinterher, als sie plötzlich kehrt macht und mit ihren Sachen davon stiefelt. In der eilenden Schülermasse ist es schwer ihr zu folgen, doch ich bekomme sie am Jackenärmel zu fassen.

„Nicht hier!“, faucht sie und schlägt meine Hand weg, nickt dann mit dem Kopf Richtung Tür und hastet weiter. Ich hinterher. Auf dem Schulhof bleibt sie stehen, die Tränen längst weggewischt und mit verschlossener Miene.

„Was ist los?“, frage ich komplett verwirrt, mit verschränkten Armen steht sie vor mir.

„Ich muss daheim gleich noch ne Runde mit Fritzi raus, komm mit, wenn du magst, dann können wir uns dann unterhalten“, erwidert sie gereizt.

Hilflos schüttele ich den Kopf, das verlangt mir schon wieder zu viel Spontaneität ab, die ich nicht besitze. Den ganzen Morgen erbitte ich die Sekunde, in der ich aufstehen und zur Tür rausgehen darf, nach Hause mich in meinem Zimmer verstecken. Aber ich kann jetzt nicht auch noch davor spazieren gehen, der Weg zu Maura, mit ihr und dem Hund raus und

wieder heimlaufen – dafür ist jetzt kein Platz mehr in meinem System.
„Na schön“, sagt Maura, als sie noch einige Momente abgewartet hat, dreht sich dann um und will schon wieder weglaufen.
„Halt“, kreische ich und packe sie erneut am Arm, „Sag’s mir doch einfach schnell.“
„Was?“, fragt sie.
„Was was?“, frage ich „Was ist mit dir los?“
„Was ist los – ganz genau! Das sollte ich DICH mal fragen, aber neee, nix! NIX! Verarsch mich nicht, wir kennen uns jetzt schon ne halbe Ewigkeit und alles, was ich von dir kriege, ist ’n Nix? Findest du das lustig?!“, legt sie plötzlich los und ihr verschlossener Ausdruck im Gesicht fällt förmlich auseinander.
„MANN! Echt! Du bist so ne dumme Kuh, Iruka! So ne scheiß dumme Kuh! Ich seh doch, dass es dir nich gut geht, ich bin doch nich blöd!! – .“
„Okay, okay, *OKAY – STOPP!*“, unterbreche ich sie und fuchtele beschwichtigend mit meinen Armen vor ihrer Nase rum.
„Hallo, lass das mal“, sagt sie schon wieder lächelnd und fuchtelt zurück. Erleichtert erwidere ich das Lächeln. Da steigen ihr schon wieder die Tränen in die Augen.
„Heee, hee“, versuche ich sie zu beruhigen, aber sie dreht sich weg.
„Sag mir, was los ist. Iruka. Bitte!“, sagt sie fast flehentlich, augenblicklich fühle ich mich in einer Zwickmühle gefangen.
„Es ist echt alles okay“, versuche ich es lahm, Maura dreht sich um und funkelt mich zornig an. In dem Moment wird mir klar, dass es keinen Zweck hat.
„Ich. Bin. Nicht. Blöd!“, verklickert sie mir ein weiteres Mal

und drängt mich immer mehr in die imaginäre Ecke. Langsam bekomme ich Panik.
„Maura hör mir zu", versuche ich es noch mal, „es ist alles in Ordnung, Schule ist halt ätzend, aber das wissen wir ja beide und ich war nur in Gedanken und hab halt nicht gemerkt, dass es schon geklingelt hat. Das war alles. Mann Maura, reg dich doch nicht so auf – was ist mit DIR los?"
Angriff ist die beste Verteidigung, denke ich mir angespannt und versuche irgendwas aus ihrem Gesicht rauszulesen, doch bis auf Zorn kann ich nicht viel entdecken.
„Alter, ich rede nicht von heute!", legt sie wieder los und kommt einen Schritt auf mich zu, automatisch weiche ich einen zurück und Verwirrung streift wieder ihr Gesicht.
„Es. Ist. Alles. Okay", sage ich monoton und nicke bedächtig und komme mir komplett idiotisch dabei vor.
„Das gibt's doch nicht!", kreischt Maura auf einmal wieder los. „Du hältst mich für blöd, du hältst mich echt für blöd! Ich bin doch nicht bescheuert! Weißte was, Iruka. Weißte was, vergiss es. Du kotzt mich an!"
Unwillkürlich muss ich lachen, dass sie von Kotzen spricht, beängstigt mich. *Weiß sie irgendwas?*
„Du findest das auch noch lustig? Im Ernst?", Funken sprühend und heulend zugleich hechtet Maura vom Schulhof. Erschrocken rufe ich noch hinterher: „Halt, warte mal! Maura! Hey! Ich meinte das … doch nicht … so."

Der Schritt durch die Wohnungstür besiegelt es, flüstert eine Stimme in mir und lacht darüber, weil es wie aus einem billigen Liebesroman klingt.
Aber das stimmt nicht, es war nicht der Schritt durch die Wohnungstür, der es besiegelt hat. Es war schon in der Schule entschieden, schon im Unterricht, schon als ich heute Morgen

aufgestanden bin … nein, wahrscheinlich schon gestern Abend vor dem Schlafen.
Mutter war einkaufen, hat meine Lieblingskekse mitgebracht. Auf dem Tisch steht ein neues Nutellaglas. Eine Tüte mit frischen Brötchen.
Einmal vom frischen Brötchen abgebissen, dann der Gedanke: JETZT IST SOWIESO ALLES ZU SPÄT!!! ICH HABE SCHON WIEDER VERSAGT!!
Da, mein Lieblingspfad. Ich renne, schon wieder. Das Verhaltensmuster, das ich ablaufe, eilig, ungestüm.
… und wenn eh alles schon zu spät und scheißegal ist, darf man schließlich auch hemmungslos fressen … WAAAHHH!! Es ist NIE zu spät!! NIE NIE NIE! Wenn es zu spät wäre, müsste ich hinterher sterben gehen. Dann okay – ob ich mich vollgefressen erhänge oder mit leerem Magen ist egal, aber bis jetzt bin ich eben NOCH NICHT gestorben! Und solange das nicht so ist, ist es auch NICHT ZU SPÄT! Denn ich werde am nächsten Morgen wieder aufwachen und mich tierisch aufregen und meinen müden und kaputten Körper im Spiegel betrachten.
Mutter ist daheim, Jelly auch. Trotzdem merkt niemand was. Zuerst schmuggele ich was in meinem Rucksack nach oben und will mich hinterher zum Aufhören zwingen, weil das reicht. Aber ich komme wieder runter und esse *offiziell* zu Mittag, druckse dann in der Küche rum, während meine Mutter mit irgendwelchen Hausarbeiten beschäftigt ist. Jelly verzieht sich in ihr Zimmer.
Ich kann kaum noch atmen, so schlecht ist mir jetzt. Und trotzdem will ich weiter fressen, es passt nur nichts mehr rein. *Was für ein toller Start ins Wochenende*, denke ich verzweifelt. Meine Mutter wuselt durch die Gegend, fragt mich, ob alles okay wäre, ich gucke wohl etwas unglücklich drein. Ich nicke heftig, verziehe mich nach oben, höre Jelly in ihrem Zimmer

Angst erwischt zu werden

telefonieren und werde unruhig. *Ich kann jetzt nicht kotzen gehen, die wird mich hören.*

Kurzerhand öffne ich ihre Zimmertüre und frage: „Wie lange brauchst du noch?“

„Wieso?“, fragt sie knapp zurück und schaut mich genervt an.

„Ich muss auch telefonieren“, erwidere ich unschuldig, versuche die Beine stillzuhalten. Meine Schwester legt den Kopf schief und grinst.

„Pech gehabt“, sagt sie. „Ich werde noch ne Weile brauchen. Kannst ja dein Handy nehmen.“

„Und wann gehst du?“, frage ich gehetzt und ohne nachzudenken.

„Wie wann gehe ich?!“, Jellys Grinsen weicht einem misstrauischen Gesichtsausdruck.

„Ach nix“, keife ich zurück, schlage die Tür zu und gehe ins Bad, lausche. Auch durch die geschlossene Tür ist Jellys Stimme gedämpft zu hören. Ich kann ihre Worte zwar nicht mehr verstehen, aber ich höre, dass sie redet. Sie wird auch hören, wenn ich huste oder würge oder weiß Gott, welch seltsamen Laute von mir gebe. Wahrscheinlich würde sogar selbst meine Verzweiflung bis zu ihr hindurchdringen. *Was für ein Quatsch* denke ich und *ich kann nicht kotzen.* Verdammt! Unbeherrscht laufe ich auf und ab. Jelly wird nicht gehen. Solange sie nebenan im Zimmer sitzt, habe ich keine Möglichkeit zu erbrechen. Mir kommt der Gedanke, einfach noch weiter zu essen und das Kotzen auf später zu verschieben. Deprimiert stehe ich wieder zwischen den Stühlen. Meine Sucht sagt mir, ich solle einfach weiter fressen und mein Verstand hält dagegen.

Und was, wenn ich behaupte, mir wäre schlecht geworden? *Nein. Das ist alles nicht gut.* Druck.

Innere aufsteigende Verzweiflung, die mich in sich erdrückt.

Ich MUSS kotzen! Raus gehen, eine öffentliche Toilette? In den Wald?

Ich bin so ekelhaft.

Aufhören und jetzt was ganz anderes machen? Normale Sachen? *Unmöglich.*

Soll ich jetzt glücklich sein, dass ich nicht kotzen kann oder nicht?

Da ist er. Der tiefe Abgrund. Ich stehe davor, sehe runter. Rutsche ab. Falle aber nie. Klammere mich fest und will doch reinfallen. *Abgrund in mir. Alles schwarz. Alles vollkommen oberflächlich, unnütz, unwert.*

Scheiß Meer. Scheiß Abgrund. Scheiß ich. Scheiß alles.

Was mach ich jetzt? Irgendwas muss ich doch machen … Druck von innen heraus, Zwang. Sogar mein Blutdruck schießt in die Höhe, an meiner Schläfe pocht es. Ich werde hektisch, unansprechbar. Ich bin sauer auf Jelly, lauter Schimpfwörter gehen mir durch den Kopf, ich habe das Bedürfnis, sie zu schlagen, an den Haaren aus dem Zimmer zu zerren und die Treppe runterzuwerfen, *ICH BRAUCHE MEINE RUHE, VERDAMMT. Das muss raus, alles. Alles muss raus, sofort. Viel zu viel Zeit, die da vergeht. Viel zu viel Zeit, das setzt sich alles fest, verschwindet in meinem Darm und ich habe keine Chance mehr.*

Meine Hände zittern vor Wut, mein Herz rast. Panik. Irgendwas muss ich machen, irgendwas. Ich haste die Treppe runter, tausche wie im Wahn ein paar Sätze mit Mutter aus, die gerade Staub saugt. Als sie in ihr Schlafzimmer verschwindet, um dort zu saugen, nutze ich den Moment und hole eine Tafel Schokolade. Beiße rein, mir ist schlecht. Ich habe das Bedürfnis, es gleich wieder auszuspucken, schlucke trotzig. Mir ist schlecht, furchtbar übel. Ich will nichts mehr essen, ich kann nicht mehr. Ich schleppe mich die Treppe wieder hoch, lausche.

Munteres Geplapper aus dem Nebenzimmer ist zu hören, immer noch. *Ich kann nicht.*

Zitternd lege ich mich ins Bett. *Ich muss hier raus.* Aber ich kann nicht, ich kann nicht mal mehr gerade gehen. Ich probiere zehn verschiedene Stellungen aus, hieve meinen Körper im Bett umher, wie eine alte, kranke Frau und versuche, eine Position zu finden, in der ich meinen Magen nicht mehr spüre. Vergebens. Eingerollt bleibe ich liegen, ich will mich gar nicht mehr bewegen, ich kann gar nicht mehr. Ich könnte lesen? Mit einer Hand greife ich unter mein Bett und ziehe irgendeinen Roman hervor, aber ich kann mich nicht konzentrieren. Gar nicht. Null. Auf nichts.

Also starre ich die Wand an, versuche die Augen zu schließen und zu schlafen. *Ich werde fett.* Ich liege rum und schlafe und mein Körper wird nichts mehr hergeben, alles wird eingespeichert. Aber ich kann mich nicht bewegen, Sport machen schon gar nicht, Kotzen auch nicht. Ich werde fett. Resigniert öffne ich die Augen wieder, starre an die Wand, versuche mich selbst nicht mehr zu spüren, alles auszublenden. *Ich werde fett.* Und ich kann absolut nichts dagegen tun.

Mein Magen fühlt sich an wie eine Zeitbombe, jeden Augenblick könnte er explodieren, nur keine falsche Bewegung. Lauter kaum gekaute Champignons, Karotten, aber vor allen Dingen Kekse, außerdem jede Menge Nutella und Brötchen und pures Kabapulver, Kaffee und Schokolade, Gummibärchen mit Käse.

Es wird mich zerreißen, ich werde platzen, einfach platzen, in tausend kleine Einzelteile zerspringen. Und ich hab Durst, habe lauter Visionen von kühlem, klarem Wasser – kann aber nichts trinken, *kein Platz …*

Jetzt liege einfach nur da, habe keine bequeme Position gefunden. Liege da und wimmere und weiß nicht, wovor ich

mehr Angst habe: Dass mein Bauch zerreißt und ich sterbe oder dass ich fett werde.
Fast hoffe ich, von ganz allein zu kotzen. Und ich habe Durst, solchen Durst.
Aber all das ist nicht das Schlimmste, das Schlimmste ist: Man liegt da und hat Schmerzen ohne Ende und richtig Angst zu sterben – *aber man weiß ganz genau, dass man es wieder tun wird.*

Zwei Stunden später kann ich zumindest wieder sitzen und ein paar Schlucke Wasser trinken.
Müde schleppe ich mich aufs Sofa und schalte den Fernseher an. Es ist erst fünf Uhr, aber schon so gut wie dunkel draußen. Ich zappe unschlüssig herum.
„Magst du auch was, Iruka?“, fragt plötzlich Vater aus der Küche und ich bin mir sicher, er zeigt auf sein Abendessen, das gerade vor ihm steht.
Ich denke *NEIN! Ich bin VOLL!* und sage: „Was gibt’s denn?“
„Risotto. Keine Sorge, hab nicht ich gekocht, sondern deine Mutter“ und er lacht. Er denkt, ich würde zögern, weil ich vermute, er hätte gekocht. Die Ironie treibt mir Tränen in die Augen, allerdings nicht, weil ich es lustig finde.
„Komm ‘ste nun oder nicht?“, ruft es wieder aus der Küche und ich hadere mit meiner Selbstbeherrschung.
Du hast keinen Hunger! Bist du bescheuert oder was?!
Aber … ich könnte. Ach, es ist doch sowieso scheißegal! *NEIN, ist es NICHT.*
Der Tag ist eh im Arsch, ich werde fett.
Tu’s nicht.
Ach, halt doch’s Maul.
Du magst Risotto doch nicht mal richtig …

„Ich komme sofort", antworte ich ergeben und ersticke alle Zweifel unter einer neuerlichen Welle Verdrängung.

Und zum zweiten Mal heute liege ich im Bett und finde keine angenehme Stellung, in der ich liegen kann, ohne Schmerzen zu haben. Ich fühle mich kugelrund, aufgebläht, völlig am Ende, kaputt, unbrauchbar.
Was habe ich heute gemacht? Nichts. Absolut rein kein gar nichts.
Ein Schlag ins Gesicht. Ich habe mich nicht mal geduscht. Nicht umgezogen, nicht meine Schulsachen verräumt, einfach nichts. Nicht die kleinsten alltäglichen Dinge. Ich bin zur Haustüre reingekommen und das war's. Und wenn ich mich gleich dann schon ins Bett gelegt hätte und die ganze Zeit verschlafen, wäre das noch sinnvoller gewesen, als das das jetzt.

***

Ich, die Lüge

Ich ertrinke in der Fälsche
meiner eigenen Verfälschtheit.
Wie ich mich verleugne
und betrüge,
mich selbst hintergehe
und lüge.
Ich bin eine Lüge meiner selbst.
Durch meine Verlogenheit
mir selbst gegenüber,
meiner Trägheit mich selbst
genauer zu hinterfragen,
deutlicher hinzusehen,
die Wahrheit erkennen zu wollen -

habe ich mich selbst verlogen.
Und betrogen,
mich selbst hintergangen,
verfälscht,
und verleugnet.
Ich bin die Lüge meiner selbst.

Man wacht auf. Noch im Dämmerzustand weiß man schon, dass der Tag vergebens ist. Ich spüre ein unangenehmes Ziehen im Nacken, habe mich irgendwie verlegen. Kopfschmerzen, ein zermürbendes Puckern hinter der Stirn. Benebelt, aufgebläht, aufgedunsen. Schwummrig. Dämmrig, wie ich bin, stehe ich auf. Gestern habe ich nur mehr meine Jeans ausgezogen, T-Shirt und BH, sogar noch die Socken von gestern habe ich an. Ich tappe zum Schrank und suche mir eine Jogginghose raus. Dann wanke ich ungewaschen, mit zerzausten Haaren und puckerndem Kopf die Treppe runter in die Küche. Öffne den Kühlschrank, sehe erst jetzt auf die Uhr. Sieben Uhr morgens … *sieben Uhr morgens??* Es ist Samstag!! Kein Wunder, gestern habe ich mich um halb acht schon wieder ins Bett gelegt. Während ich überlege, was ich essen soll, lege ich mir die Hand auf den Bauch – eigentlich habe ich keinen Hunger. *Du hast morgens immer Hunger!* Es fühlt sich beinahe an, als wäre da noch was von gestern drin. *Oder auch nicht?* Keine Ahnung. Jegliches Gespür für Hunger oder auch nicht habe ich verloren. Rein aus Gewohnheit und Lust, aus Trotz, aus Beschäftigungsmangel, als Verdrängungstaktik … nein, eigentlich weiß ich nicht, warum. Aber ich mache es. Und ich habe keine Kraft und keine Lust mich zu wehren.
Ganz kurz verspüre ich den plötzlichen Antrieb jetzt sofort joggen zu gehen. Nie macht joggen so viel Spaß, wie samstagmorgens, wenn's noch still ist, vor dem Frühstück, als den

optimalen Tagesstart. Ich lächele noch sarkastisch in mich hinein, weil die Idee so wahnwitzig bescheuert ist. Als ob ich noch die Disziplin für so einen Schwachsinn hätte, nie und nimmer. Stattdessen versieche ich hier in meiner eigenen Unlust und mache mich zur Krönung auch noch darüber lustig. Daran kann ich dann nichts Witziges mehr finden.
Resignation, überall, von innen heraus. Schulterzuckend rette ich mich mit meiner ignoranten „Mir doch egal“-Einstellung über die eigene lähmende Enttäuschung hinweg.
Den ganzen kommenden Tag verbringe ich im Bett, auf dem Sofa oder in der Küche. Ich mache mir nicht einmal mehr die Mühe, es zu erbrechen. Ich putze mir nicht die Zähne, dusche nicht, verlasse nicht das Haus, räume die Spülmaschine nicht aus, bringe keine Ordnung in mein Zimmer, interessiere mich für keinerlei Hausaufgaben aus der Schule, schaue ununterbrochen Fernsehen oder sitze vor meinem Computer und lese Webcomics oder sehe mir sinnlose Videos auf YouTube an. Jeder noch so kleine Handgriff ist mehr, als ich zustande bringen könnte.
Schlapp und ausgelaugt, irgendjemand hat mir jegliche Lebensenergie geraubt. Wenn ich mir wenigstens sagen könnte, dass ich weiß, dass das wieder weggeht, dass das nur eine beschissene Phase ist. Ich mache mir was vor. Den ganzen Tag mache ich mir Vorwürfe, ich entspanne mich nicht, schalte nicht ab. Todunglücklich und jammernd bade ich schamlos in meinem Selbstmitleid und diese Erkenntnis schmerzt noch mehr alles andere.
Ich bin wehrlos. *Nein – nur tatenlos.*
Und so vergeht der Tag, sang- und klanglos. Völlig tatenlos. Bis auf den Wochentag ändert sich dann auch zum Sonntag hin nichts. Ich wache auf und alles ist gleich.
Ich schlurfe durch die Wohnung mit einem mörderischen Ge-

wissen, weil morgen Schule ist und ich keine Ahnung habe, wie ich das überleben soll. Ich kann nicht raus, ich will auch gar nicht.

Ich nehme mir eine Schüssel für Müsli. Nehme die Müslipackung aus einem anderen Schrank heraus und erwische mich dabei, wie ich schon nach etwas anderem essbaren geschaut habe. Als ich die Milch aus dem Kühlschrank hole, ist es dasselbe Spielchen. Oh, da ist noch ein Vanillepudding. *Du magst gar keinen Pudding.* Sieht aber schön aus, hellgelber, cremiger Pudding mit kleinen schwarzen Punkten darin. Vanillepünktchen. Ich mag Vanille. *Aber keinen Pudding!!* Hübsche Verpackung, hübsch geformter Becher. Unberührtes Vanille … *DIR SCHMECKT DAS ABER NICHT! Aber, ach komm! Als hätte mich das sonst aufgehalten? Paprika mag ich auch nicht, seien wir doch mal ehrlich!! Weißt du, genau genommen – ich HASSE rohe Paprika sogar und trotzdem habe ich sie jahrelang gegessen. Also scheiß drauf, dann kann ich auch den dummen Vanillepudding essen! Und der sieht wenigstens schön aus!*

Direkt vor dem Kühlschrank ausgelöffelt. Wie er geschmeckt hat? Weiß nicht mehr. Habe nichts geschmeckt. Im Kühlschrank steht auch noch Nudelauflauf von gestern. *Verdammt, lass den Scheiß.*

Ich war gerade dabei, direkt aus der Auflaufform die kalten zusammengeklebten Nudeln zu essen, als Jim in die Küche kommt. Er sieht mich mit zwei hochgezogenen Augenbrauen an, so hoch, dass sie unter seinem schwarzen lockigen Pony komplett verschwinden. Fast hätte ich gelacht.

„Was machst du da?" Weltenwechsel.

„… frühstücken."

„Nudelauflauf?!"

„Hast du was an den Augen oder was?"

„Boah bäh, du bist so ekelhaft!", jetzt ziehen sich seine Augen-

brauen angeekelt zusammen und seine Nase rümpft sich. Jim nimmt die Milch, die noch auf der Küchentheke steht, und kippt was davon in *mein* Müsli. Dann nimmt er sich einen Löffel aus der Schublade und verschwindet mit meinem Müsli im Wohnzimmer.
„*HEY!* Das ist *mein* Müsli!!“
„Du hast doch deinen Nudelauflauf. Ich erzähle Mam nachher, dass du dir keinen Teller genommen hast, du Schwein.“
„Halt die Fresse.“
Mein Verstand, schon längst ausgeschaltet. Ich schmeiße die Gabel regelrecht in die halb volle Auflaufform und stolziere mit erhobener Nase an Jim vorbei, der mir ungläubig nachstarrt und mich in mein Zimmer verschwinden sieht …
… innerhalb weniger Minuten ist von dem Auflauf nichts mehr übrig und mir schlecht. Tausend Gedanken.
Boah bäh, du bist so ekelhaft. Er hat recht, er hat recht, er hat recht.

Ich befinde mich in einem Stillstand. Krankheit ist Stillstand. Leben stattdessen ist *sein* und *werden* zugleich, Tod ist … tot eben.
Ein bisschen, als würde ich zwischen den Fronten stehen – leben oder sterben? Und ich stehe zweifelnd dazwischen, weil ich nicht weiß, was ich will. Leben heißt *akzeptieren* oder *verändern* und Tod ist keines von beidem. Ich stehe. Ich hab mich auf die Schnauze gelegt, bin auf der glitschigen Oberfläche der menschlichen Uneindeutigkeit ausgerutscht und jetzt weiß ich nicht, ob ich noch mal aufstehen will oder lieber liegen bleiben. Ein scheiß Zustand.
Was passiert, wenn ich was ändere? Wo ist der Punkt, an dem ich einsehen kann, dass meine jetzige Überlebensstrategie zu nichts als Kontraproduktivität führt.

Ich rette mich schwer atmend und unter enormen Kraftaufwand durch die schlammige Zeit hindurch, und jedes Mal, wenn der Punkt kommt, an dem ich nichts mehr wissen, nichts mehr fühlen und hören will und kann, wenn ich es nicht mehr aushalte – renne ich meinen Lieblingsgehirnpfad entlang, von dem ich weiß, dass er das Problem nicht löst.
Es ist fast, als wäre ich nur überlebensfähig, weil ich hier und da wieder abtauche und für eine Weile verschwinde, *Atempause*. Das komplette Wochenende habe ich mit diesem offensichtlichen Tatenstillstand verbracht. Einfach stehen bleiben, abschalten, die Welt mal eine Weile nur Welt sein lassen.
Und dann: Tauche ich wieder auf und der Gedanke an die nächste Flucht rettet über das Absitzen der Zeit hinweg.
Das Problem ist, dass die Zeit auch in Atempausen nicht stillsteht. Das Problem ist, dass meine Art und Weise diese Atempause zu füllen, meinen Körper kaputtmacht. Das Problem ist, dass ich es nicht mal als echte Atempause bezeichnen kann, weil ich mich hinterher nicht entspannter oder kraftvoller fühle, sondern noch zerstörter als vorher bin.
Ich stehe zwischen Ja und Nein zum Leben und nähere mich gleichzeitig dem Nein, jeden Tag. Es ist keine echte Atempause, denn ich vergewaltige meinen Körper dabei. Jedes verdammte Mal könnte ich dabei sterben, an meiner eigenen verdammten Kotze ersticken. *Zack, ups* – da ist die Ader schon geplatzt und ich habe Hirnblutungen. Oder meine Angst bewahrheitet sich und mein Magen zerreißt in seine Einzelteile.
Davon mal abgesehen kann ich fressen und kotzen, soviel ich will, die Welt wird sich trotz allem weiterhin in derselben Geschwindigkeit weiter drehen und seelenruhig um seine Achse rotieren. Ich verdränge, tu so, als könnte ich damit die Realität aus meinem Kopf aussperren, aber das ist nicht nur Schwach-

sinn, das ist auch gelogen – denn es funktioniert schlichtweg nicht.
Ich stehe still, lebe in Ruhe meine Bulimie aus, wehre mich ab und an ein bisschen, aber *wirklich etwas dagegen unternehmen* tu ich ja doch nicht. Manchmal habe ich das Gefühl, alle dieser schwachen Versuche, etwas zu machen, sind tatsächlich nur ein Vortäuschen, das Alibi für mich selbst.
Es IST Stillstand. Das Ausharren in einem Zustand, weil man nicht mehr zurück kann, oder will in das, was man war und noch nicht genug Mut hat, etwas zu verändern.
Vielleicht war es mein Körper oder auch Kopf, der zu einem bestimmten Zeitpunkt ganz einfach gesagt hat *okay – bis hierhin und keinen Schritt weiter.*
Jetzt stehe ich in meinem Stillstand, in meinem Zwischending. Leben oder Sterben? *Ich will leben!,* aber ich habe auch Angst davor.
Richtig. Ich *will* leben. Und ich habe Angst. Und um mich weder für das Eine noch das andere mit allen Konsequenzen zu entscheiden, bleibe ich bei meinem Mitteldings – *so ein bisschen am Leben sein, okay, ja. BEWUSST leben, mit allen schönen und schlechten, fairen und unfairen Bedingungen und Vorbehalten – eeeehhhm, nein das dann doch lieber nicht.*
Und meine Schutzhülle Bulimie bewahrt mich vor der Entscheidung.
Da wären wir dann wieder im Stillstand angekommen.
Es stellt sich die Frage, was passiert, wenn ich weiter stehen bleibe? Ich würde wahrscheinlich routiniert und konzentriert, wie eh und je meiner Gewohnheit frönen, ihr ungehemmt nachgehen und eines Tages beim Kotzen ersticken oder meine Zähne werden vergammeln und ausfallen oder die Speiseröhre endgültig weggeätzt werden.
Keine schönen Aussichten.

Und wenn ich stattdessen den Schritt wage und irgendwie irgendwo anfange etwas zu verändern – verliere ich augenblicklich meine scheinheilige Sicherheit der Routine. Wer braucht schon scheinheilige Sicherheit?

Es ergibt sich: Wenn ich mich also nicht bewege, sondern stehen bleibe, wo ich stehe, wird GENAU DAS mein *sicheres* ENDE sein – und das ist auch schon alle Sicherheit, die es mir geben kann.

Was ich wirklich brauche, bin ich. Jemand, der *sein* kann, jemand der zulassen kann, akzeptieren kann, *werden* kann. Jemand, der einfach *ist.*

Und wenn ich das nur mal zulassen würde, hätte ich wenigstens noch *die Chance*, dass sich irgendwo versteckt in allen tiefsten Untiefen etwas findet, für das es sich lohnen würde zu leben und allen Schmerz und alles Leid aus dem Leben beziehen und nicht aufgrund selbst herbeigeführter Schmerzen … aber eben auch alles Glück aus dem Leben heraus zu erhalten und nicht aus der Einbildung heraus, ich könnte mithilfe einer Sucht einfach fliehen. Ich müsste mir nicht länger etwas einbilden, um so gefälschte Gefühle zu erschaffen – anstatt einfach die echten zuzulassen und nicht irgendwo zu ertränken.

Vielleicht – vielleicht sollte ich es einfach probieren. Denn was habe ich zu verlieren? Genau! – *jede Menge Kontraproduktivität.* Nichts, worum man trauern müsste.

Wer kämpft, kann verlieren. Wer nicht kämpft, hat schon verloren.
(Bertolt Brecht)

Kapitel 10

Stell dir vor, du stirbst.

Die Sucht setzt sich aus genau zwei Problemen zusammen: Dem Problem – und der Gewohnheit.
An und für sich kann eine Sucht wohl ein Symptom für alles sein. Und wenn man nur lange genug wartet, wird es auch die ultimative Universallösung für alles sein. Jedes Gefühl wird ab sofort hervorragend verdrängt, unterdrückt, einsperrt und im eigenen Meer ertränkt …
Unachtsamkeit. Mir selbst gegenüber. Hätte ich mal besser aufgepasst, wie es MIR eigentlich geht, was ICH will, sein will, tun will, werden will – was oder wer auch immer ich bin oder auch nicht – kurz um: *wie auch immer.*
Ich *radiere.* Lösche und ersetze, fülle, platziere neu. Lückenfüller Essen. Lückenfüller Kotzen.
Jede Begebenheit, jedes Gefühl, jeder Gedanke wird sorgfältig sortiert und alles, was nicht ins astreine Muster passt, wird ersetzt. Immerhin weiß ich jetzt nur zu gut, wofür ich die Sucht missbrauche – und an diesen Ansatz lässt sich anknüpfen.
Und der weitere Bestandteil der Sucht ist die Gewohnheit. Und was macht man mit einer schlechten Gewohnheit? Genau dasselbe, wie mit dem Problem:
Erase and replace.
Ausradieren und neu ersetzen.

Eine Gewohnheit ist ja an und für sich erst mal nichts Schlechtes – gefährlich ist sie erst, wenn man unfähig ist, sie wieder zu ändern.

Inspiriert hole ich mir einen Zettel und einen Stift. Eine Gewohnheit kommt selten allein und spätestens die Sucht ist in Wirklichkeit sicherlich ein ganzes Knäuel aus zusammengesetzten Gewohnheiten. Das fängt schon damit an, dass immer, wenn ich heimkomme, das Bedürfnis habe, etwas zu essen, auch wenn ich keinen Hunger habe.
Schmunzelnd schreibe ich als Überschrift: ***Gewohnheiten ändern.***
Und darunter als ersten Punkt: *Wenn ich heimkomme, erst nach frühestens zehn Minuten etwas essen.* Zehn Minuten um erst mal anzukommen, klar im Kopf zu werden und genügend Zeit zu haben, sich zu fragen, ob ich wirklich etwas essen will.
Selbstbeobachtung, denke ich mir – da gibt's noch eine Menge solcher Gewohnheiten und ich muss sie nur alle finden und aufspalten, um sie anschließend durch etwas Neues zu ersetzen.
Ich finde noch acht weitere Punkte, kleine Kleinigkeiten, die ich ohne große Mühe ändern kann. Es ist nicht schlimm, zehn Minuten nach dem Heimkommen zu warten, bis ich vielleicht etwas esse. Es ist auch nicht schlimm, darauf zu achten, nicht mehr in der Küche beim Zubereiten zu essen. Erst hinsetzen, dann essen. Es ist auch nicht schlimm, immer NUR zu essen und nichts nebenher zu machen. Ich DARF essen, soviel ich will. Aber nichts nebenher machen.
Und so füllt sich mein Zettel mit kleinen Aufgaben, zu bewältigenden Aufgaben, nichts, das mir wehtut, dass mich radikal ändert. Nur kleine, aber ausschlaggebende Änderungen. Und keine tut weh. Keine verbietet, sondern verändert nur.
An der Wand hängt mein Kalender und mir kommt eine Idee zur Verbildlichung meines Erfolgs, für jeden Tag ohne Kotzen ein Kreuzchen. Ich mache gerne Kreuzchen.

Und schließlich halte ich auch noch etwas anderes schriftlich fest:
Links abbiegen.
Fünfzig Mal ist es schwer, aber jedes Mal wird es einfacher. ***ES WIRD EINFACHER.*** Ich wiederhole es in meinem Kopf wie ein Mantra. *Bestand hat nur, was ich Bestand gebe.*
Notfallmaßnahmen – was, wenn sich der Verstand ausschaltet? Einfach etwas *weglassen* ist viel schwerer, als es zu ersetzen.
Kalt duschen. Links abbiegen und kalt duschen gehen. Der letzte Versuch mich zu beruhigen.
Ich habe die Gewohnheit hektisch zu werden, wenn mir etwas nicht passt. Werde launisch und gehe mich hinter der Sucht verstecken. Ich werde aggressiv, und bevor ich dann in die Küche renne, denke ich *STOP,* drehe um, laufe ins Bad und dusche erst mal.
Kaltes Wasser macht den Kopf klar und den Körper ruhig. Genügend Zeit noch mal zu überdenken, ob *das* jetzt wirklich noch nötig ist.
Gewohnheiten leben von Wiederholung, von Automatisierung. Und genau DAS kann man sich zur Hilfe nehmen – man muss *was auch immer* nur genügend oft wiederholen, bis es einem leichter von der Hand geht.
Und wenn man dann in seiner Trance auf dem Weg zur Küche ist, dreht man bald schon genauso in Trance wieder um und geht duschen oder spazieren oder was auch immer einem hilft.

Die andere Frage ist, wie gebe ich mir, was ich brauche, ohne auf die Sucht zurückgreifen zu müssen – wie komme ich gegen diesen Druck an, der da die ganze Zeit ist?
Druck in meinem Kopf, in meinem Körper. *Fressdruck.*
Ich esse und kotze – und danach bin ich platt. Danach bin ich

resigniert und depressiv. Im Kopf kaputt, der Körper am körperlichen Ende. Man könnte auch sagen: *Druck-frei* … was ich mit Entspannung verwechsle, weil ich keine echte Entspannung mehr kenne.

Und wenn man am sinnbildlichen Ende ist, hat man auch keine Chance mehr über andere Dinge nachzudenken oder überhaupt irgendetwas anderes als Resignation zuzulassen. *Betäubung.*

Entspannung und Betäubung.

Was zwei Dinge notwendig macht: Erstens, Entspannung muss man doch auch auf natürliche Weise bekommen können und zweitens muss doch ein Leben möglich sein, ohne, dass man sich mit Absicht betäuben, ausschalten, verstecken muss.

Druckabbau fällt mir dazu ein.

Nächster Zettel, nächste Überschrift: *Wie verringere ich Druck-Empfinden und lerne loszulassen*?

Ich denke nach. Und grinse: weil genau das die erste Lösung ist.

Erstens:

Bei-Stress-sofort-stopp-sag-und-drüber-nachdenk.

Um den Druck loszuwerden, muss ich wissen, wo er herkommt. Ich brauche den exakten Punkt, an dem die Druckkurve von null auf eins steigt. Den ersten nagenden Gedanken, das erste schleichende Gefühl von Gehetztheit.

Anhalten, nachdenken – wo *genau* ist das Problem? Was *genau* macht mich jetzt gestresst, gehetzt, unglücklich, launisch?

Allen Druck SOFORT loswerden und loslassen und ihn sich ja nicht aufstauen lassen. Und wenn es nur die leere Kaffeedose ist, das dreckige Fensterbrett, unaufgeräumte Zimmer, Widerworte oder Regenwetter. *Darüber klar werden.*

Zweitens:

Ruhephasen. Die körperlichen und geistigen Ruhephasen dürfen bewusst wahrgenommen werden. Wenn ich abends ins Bett bin, denke ich nur darüber nach, wie anstrengend und nicht schaffbar der nächste Tag wird. Und wenn ich über diesem Denken dann eingeschlafen bin, habe ich morgens das Gefühl, gar keine Pause gehabt zu haben und bin psychisch unausgeschlafen und genauso am Ende mit den Nerven wie am Abend zuvor.

Konzentration auf das Hier und Jetzt.

Ich darf JETZT ausruhen und entspannen und muss *gar nichts* mehr. Zeit abzuschalten.

Frei nach dem Motto: Eine Zeit liegt vor uns, eine Zeit liegt hinter uns – nutzen wir den Augenblick.

Drittens:

Die Suche nach Ersatzhandlungen.

Wo sind meine Hobbys hin? Irgendwelche Tätigkeiten, die mir Spaß machen könnten, bei denen ich *da* bin.

Ausprobieren darf nicht unterschätzt werden, ich bin mir sicher, da werden sich plötzlich Seiten in und an mir finden, die ich bis dato eingegraben habe. Ich suche nach Beschäftigungen, bei denen ich tatsächlich anwesend bin. Nicht nur körperlich, sondern vor allem kopflich, wenn ich aufhöre, nachzudenken und anzuzweifeln und stattdessen l e b e.

Viertens:

Die Gegenwart ist die einzige Zeit, die uns wirklich gehört.
(Blaise Pascal)

Über Vergangenheit und Zukunft kann man nur nachdenken. Die Zukunft kommt aber sowieso immer anders und die Vergangenheit ist bereits geschehen und nicht mehr änderbar. Ich kann immer nur JETZT handeln.

Das *Morgen,* auf das ich warte, das Morgen, an dem sich alles ändert, wird mich nie erreichen.
Es gibt kein *Morgen,* es gibt nur *HEUTE*, wenn man etwas tun oder lassen möchte.
Zu sagen, dass man sich morgen ändert, ist die Beschönigung für – *Naja, eigentlich werde ich es doch nicht tun …*
Aufhören nachzudenken und tun. Egal was, irgendwas. Was auch immer mir Freude bereitet. Und wenn ich dieses *was auch immer* erst finden muss, dann habe ich immer nur *JETZT* die Möglichkeit es suchen zu gehen.
Und Fünftens:
Zum Teufel mit den Essplänen – *und was für Pläne es sonst noch so gibt.*
Ich muss mich nicht morgens oder besser noch, am Tag davor schon entscheiden, was ich essen werde.
WENN ich Hunger bekomme, suche ich mir etwas zu essen, ich muss nicht planen.
Und WENN ich dann merke, dass ich satt bin, darf ich mich auch ganz bewusst dazu entscheiden, jetzt weiter zu essen oder eben nicht. Und dabei geht es nur um dieses EINE MAL. Ich entscheide mich *nur* für den Augenblick, wann anders darf ich mich dann auch anders entscheiden, es ist kein Entschluss für die Ewigkeit – *nur fürs Jetzt.*
Versagen ist erlaubt und Entscheidungen werden nur für den Moment getroffen. Keine Pläne, kein *Gesund-Essen*-Zwang, kein Vornehmen, keine Versprechen.
Man entscheidet jedes einzelne Mal noch mal neu – und jetzt und hier *nein* zu sagen ist schaffbar. Man muss nicht immer stark sein, aber man darf sich jedes Mal wieder neu dazu entscheiden.

***

Zimmer aufräumen, sage ich mir und beginne, bevor ich mich wieder umentscheiden kann. Kurzerhand beschließe ich, mit meinem Schrank anzufangen, was sich als keine gute Idee herausstellt. Schrank sortieren funktioniert bei mir nach dem Prinzip: Alle Klamotten raus und auf dem Boden verteilen, anschließend alles wieder raussuchen, was noch passt und mir gefällt, zusammenlegen und wieder in den Schrank einsortieren. Und wenn man das nach guten anderthalb Jahren wieder mal macht und sich in der Zwischenzeit nicht nur ein großes Problem mit dem eigenen Aussehen zugelegt hat, sondern auch eins mit dem Essen und guten zehn Kilo mehr – dann ist das eine sehr nervenaufreibende Sache. Ich probiere mich durch etliche Klamotten durch und stelle bei über neunzig Prozent allem Anprobierten nur kühl fest: *Zu klein geworden.*

Für mich spielt vor allem das *geworden* die große Rolle, denn es impliziert, dass es mal *nicht* so war ... Jedenfalls hat es ausgereicht, um mich wieder aggressiv und schlecht gelaunt zu machen. Hitzig schmeiße ich Klamotten durch mein Zimmer, nur ein Bruchteil landet wieder schlampig zusammengefaltet in meinem Schrank.

Schließlich lasse ich mich heulend auf den Boden fallen und versuche mich zu beruhigen. *Nicht ausrasten, es ist okay.*

Mir fällt nur eine Lösung ein. Seufzend gehe ich nach unten und hole zwei große Mülltüten. Zwei Drittel meiner Klamotten verschwinden darin. *Tief einatmen, nicht ausrasten.* Bedrückt schleppe ich die beiden Säcke ins Wohnzimmer, schreibe eine Notiz und lege sie dazu. Meine Mutter soll sich darum kümmern, sie Freunden schenken oder Jelly oder wegwerfen, mir egal. Immer und immer wiederhole ich still, dass es *okay* ist, kein Grund, die Beherrschung zu verlieren und zu flüchten. *Es ist okay.* Ich fühle mich wie ein gespannter Faden, der langsam reißt, Faser für Faser. Ich schlage mich an der Treppe an, werde hektischer, gereizter. Ein selbstverstärkender Prozess. Ich bin wütend und unkoordiniert, schlage mir, wieder in meinem Zimmer angekommen, den Zeh am Schrank an und werde noch wütender davon, baue Druck auf.

Doch heute habe ich es geschafft und rechtzeitig geschaltet – *nein, kein Essen. Raus aus der Küche! Auf gar keinen Fall gibst du jetzt schon wieder auf, bevor es überhaupt angefangen hat. Du bist wütend. Hör auf, diese Wut runterzuschlucken und nachher wieder auszukotzen, geh weg von der Küche, gehe ganz RAUS! SOFORT! Hörst du schlecht oder was?!*

R A U S, LOS!!

Ich bin regelrecht aus meinem Zimmer gerannt *Links abbiegen, links abbiegen, links abbiegen* und habe meinen MP3-Player geschnappt. Wie eine tickende Bombe, die sofort entschärft werden muss, jage ich aus der Wohnung, schlage die Tür zu. Raus aus dem Haus, weg von der primären Gefahrenzone und joggen gehen. *Wut wegjoggen.*

Und es funktioniert. Was mich erstaunt. Aber es funktioniert. Meine ganze Wut verbrauche ich als Energie für das Vorwärtskommen. Als ich zwanzig Minuten später wieder daheim angekommen bin, geht es mir besser. *Bombe erfolgreich entschärft.* Im Wohnzimmer stehen die Säcke voller Klamotten. Ich schaffe es sogar, sie anzulächeln. Völlig außer Atem verschwinde ich zum Duschen. Vielleicht hat dieses entspannte, stolze und gute Gefühl auch etwas damit zu tun, dass ich jetzt das Gegenteil von sonst gemacht habe: Anstatt überflüssige Energie in mich aufzunehmen, habe ich welche verbraucht und mich gleichzeitig müde, munter, entspannt und klar denkend gemacht.

***

Stell dir vor, du stirbst.

Jetzt.

Dein Leben ist zu Ende, du bist ein für alle Mal tot und alle deine Sorgen und Probleme schwinden mit dir von dieser Welt. Mach die Augen zu und stelle es dir vor – du bist tot, nicht mehr existent.

Vergiss alles Bisherige, alle Gewohnheiten, dein Tagesmuster, Erinnerungen. Es ist egal. Es ist vorbei! Du bist TOT!

Und jetzt kriegst du eine neue Chance.

Du darfst zurück auf die Welt! Stell dir die Welt mal bildlich vor. 6,8 Milliarden verschiedenster Menschen in 6,8 Milliarden unterschiedlichen Lebenssituationen.

Es gibt so viele Seelen auf dieser Welt, die in so vielen verschiedenen Verhältnissen leben. Alle haben ihr eigenes Leben, alle haben eigene Probleme und Sorgen, mit denen sie fertig werden müssen.

Und jetzt kommst du ins Spiel, denn dir werden ganz beliebig eine Seele und ein Körper zugeteilt. Eines dieser 6,8 Milliarden Leben gehört plötzlich dir.

Du kriegst also diesen Körper mit darin enthaltener Seele zugeteilt. Aber nicht nur das: Als Zusatz bekommst du nämlich noch:

Erst mal einen Lebensort, ein Zuhause. Einen Ort, an dem du wohnen kannst, ein Dach über dem Kopf – eine ganze Menge. Ein Kontinent wird extra für dich ausgesucht, eine Stadt, ein Ort, eine Straße, eine Hausnummer und das dazugehörige Haus. Ob du jetzt nur in einem Zimmer oder einer Wohnung oder dem ganzen Haus lebst: Du hast jedenfalls einen Platz, an dem dein Körper aufgehoben ist.

Oben drauf kommen jetzt noch eine Handvoll Beziehungen mit anderen Menschen, gute und manchmal weniger gute soziale Bindungen, die dir geschenkt werden.

Schließlich kriegst du noch diverse Erfahrungen und Fähigkeiten zugeteilt, ganz willkürlich. Und das gehört jetzt alles dir. Plötzlich hast du

also wieder einen Körper, einen Ort, ein paar soziale Kontakte, einige Erfahrungen und ein paar Fähigkeiten.
Und nun hast du die einmalige Chance etwas damit zu machen, unerheblich davon, WAS du bekommen hast. Die Frage ist – was willst du daraus machen? Und das bleibt ganz alleine dir überlassen.
Du hast die Möglichkeit, dich ein bisschen um dich selbst zu kümmern, wie du es möchtest, kannst deine Fähigkeiten ausbauen, neue Erfahrungen machen – kannst auch gar nichts machen.
Es ist deine Entscheidung.
Nimm, was dir gegeben ist und mache etwas daraus.

Angespannt lehne ich mich zurück und schließe die Augen, versuche es mir tatsächlich vorzustellen. Da ist eine riesengroße Welt und ich hätte JEDER von denen sein können. Aber ich bin ich geworden. Und von außen betrachtet, ist das ein Leben mit unzähligen Möglichkeiten. Ich könnte echt alles damit anstellen. Es ist erstaunlich, wenn man sich dann wieder in Erinnerung ruft, dass das wirklich alles möglich ist, ganz wie ich es möchte.
Ich meine, wer bin ich schon? Ein Häufchen Körper und eine Menge Angewohnheiten und Zwänge. Und ich muss die nicht übernehmen, kann noch mal ganz neu entscheiden, was ich in mein Leben von jetzt an hineinlassen will und was nicht. Ganz bewusst Prioritäten setzen. Noch mal von vorne anfangen mich auszukundschaften, anstatt nur zu denken, dass ich eigentlich keine Ahnung habe, wer diese Person denn nun ist. Ich habe den Raum und die Zeit ein bisschen auszuprobieren, rumzuexperimentieren, wie ich lustig bin. Was hält mich davon ab? Wer behauptet eigentlich immer, dass ich wissen muss, was für ne Person ich bin … wer behauptet, dass es da überhaupt was rauszufinden gibt, entwickelt sich das nicht?

Life isn't about finding yourself, it's about creating yourself verrät mir Google und ich bin so fasziniert von diesem Satz, dass ich ihn mir aufschreibe und direkt vor mir an die Wand hänge. Ich muss mich nicht suchen oder finden gehen, ich darf genauso undefiniert sein, wie ich mich fühle. Ich darf *sein.* Und augenblicklich fällt mir das Gekritzel aus meinem Freundebuch von Tante Leara wieder ein: *Wenn ich immer nur werden will, dann bin ich nie und kann auch nie geworden sein.*
Die ganze Zeit ist man dabei nach sich zu suchen, was zu werden. Aber einfach nur sein tut man nie. Was ist, wenn man gerade durch *sein* etwas wird? Ich meine, wenn ich den Augenblick so nutze, heißt das ja nicht unbedingt, dass ich nie etwas lerne und mich nicht entwickle. Wie war das von wegen *der Weg ist das Ziel …*

Es ist Montag. Und ich werfe. Durcheinander. Zerstöre – ersetze neu. Jede Gewohnheit steht auf dem Prüfstand. Bin ich sonst morgens aufgestanden und habe als erste Handlung den Rollladen meines Fensters wieder geöffnet, stehe ich jetzt auf und gehe zuerst aufs Klo. Alle vermeintliche Ordnung wird umgeschmissen, wird geprüft, neue Bausteine wieder zusammengesetzt. Manchmal muss man etwas erst verändern, um wieder verstehen zu können, dass manche Ordnung durchaus ihre Berechtigung hatte. Und andere wiederum nicht. Mein Leben wird in Einzelteile zerlegt und neu sortiert und das hat schon mit meinem Schrank angefangen. Keine oberflächliche, sondern eine echte Ordnung. Ausprobieren, verwerfen – versuchen, beseitigen. Mein Gefühl wird mir schon sagen, was richtig ist.
Und da ist auch noch etwas anderes, was bereinigt werden muss –
„Maura? Ich bin' s."

„Hi …“, murmelt sie ins Telefon.
„Wie geht's dir so?“, frage ich vorsichtig.
„Komm zum Punkt, Iruka. Du hast mich vor genau fünf Stunden in der Schule gesehen, warum hast du mich da nicht gefragt?“
Ich seufze leise und springe über meinen Schatten.
„Weil ich mich nicht getraut hab. Ja, verdammt – ich hab mich nicht getraut, dich anzusprechen. Du warst so sauer am Freitag und ich wusste nicht, was tun. Und jetzt rufe ich an … weil ich feige bin.“
„Wow“, sagt sie schlicht nach einer kurzen Pause.
„Okay hör zu. Du hast recht, da läuft zurzeit manches nicht so gut bei mir, aber das hat absolut nichts mit dir zu tun. Du warst und bist und wirst immer meine beste Freundin bleiben. Vielleicht hab ich einfach Zeit gebraucht und es tut mir leid, dass ich nicht schon früher was gesagt habe.“
„Entschuldigung angenommen … ich versteh nur nicht, warum du nichts gesagt hast?“
„Ich konn- kann nicht. Tut mir leid.“
„Egal was es ist, du weißt, ich werde da sein.“
„Ja, danke. Trotzdem … naja.“
Ich bin erleichtert, dass sie mir sofort und ohne großes Nachfragen gleich verziehen hat. Und trotzdem würde ich das Gespräch jetzt gern wieder schnellstmöglich beenden.
„Du willst es nicht sagen“, stellt Maura kühl fest.
„Nein“, antworte ich nur knapp und hoffe, dass sie das Thema nun fallen lässt.
„Und was treib 'ste?“ fragt sie unvermittelt und verwirrt mich damit.
„Guck zum Fenster raus“, gebe ich etwas hilflos zurück.
„Wie?“

„Wie wie? Ich sitz halt rum und guck raus. Und du?“, sage ich.

„Ich jetzt auch. Ich guck, was du guckst. Gibt’s da bei dir irgendwas Interessantes zu gucken?“
Ich lächele, Maura ist nicht nachtragend.
„Nein, eigentlich nicht“, sage ich.
„Bei mir auch nicht“, antwortet sie und ich höre sie lachen. Ich halte einen Moment inne, dann frage ich übergangslos: „Du, Maura – darf ich dich mal was fragen?“
„Sicher doch“, antwortet sie und: „Schieß los!“
„Danke, cool. Gut, also es ist nicht so leicht, in Worte zu fassen.“
„Schieß los“, sagt Maura zum zweiten Mal und der Mut verlässt mich augenblicklich. Einen Moment lang schweigen wir uns an.
„Sag ‘ste jetzt oder nicht?“, fragt Maura daraufhin neugierig und ich sehe ihr stutziges Gesicht quasi vor mir.
„Ach, nee. Passt. Sorry“, erwidere ich abgehackt und habe das dringende Bedürfnis aufzulegen.
„Mann, jetzt sag doch. Iruka? Alles klar?“
„Ja. Nein, verdammt.“
„Jetzt komm mal wieder runter und erzähl, los.“
Mir wird die Situation zunehmend unangenehmer, ich weiß nicht, wie ich aus der Nummer wieder rauskommen soll. Wenn ich jetzt behaupten würde, dass das doch alles gar nicht so wichtig ist, hängt sie sich erst recht ran und beginnt mich zu löchern. Je länger ich zögere als desto schlimmer wird sie es empfinden. Ich wünsche, ich hätte gar nichts erst gesagt. Verdammt.
„Hallooo, noch jemand zu Hause??“, unterbricht Maura die Stille.

„Ja“, sage ich knapp und ringe mit mir. Wie verpackt man das am besten?
„Also, Maura. Du weißt doch, was Süchte sind, nicht? Also Drogen, Alkohol und so was … “, ich verstumme und fasse mir an den Kopf, denn noch blöder kann man es wohl nicht verpacken.
„WAS?! Du bist drogenabhängig?! Bist du deshalb so … seltsam in letzter Zeit?!“
„NEIN. Quatsch, auch nicht von Alkohol, klar? Das soll nur nen Vergleich sein!! Hör auf irgendeinen Scheiß reinzuinterpretieren, ich leg sonst sofort auf“, drohe ich gehetzt und hoffe noch im selben Moment, sie würde mir Grund dazu geben.
„Okay, okay. Schon klar. Ähm. Puh. Joa“, stottert sie vor sich hin und ich beiße mir auf die Lippe.
„Können wir das nicht ein bisschen theoretischer machen, bitte? Einfach so allgemein darüber reden?“, bitte ich sie und komme mir unglaublich dumm dabei vor.
„Öh, klar“, antwortet Maura.
„Also so ne Sucht … “, beginne ich wieder und ringe vergebens nach Worten.
„… ne Sucht ist was, womit du nicht mehr aufhören kannst?“, springt Maura für mich ein und ich nicke bedächtig mit dem Kopf, bis ich merke, dass sie es ja nicht sehen kann, und sage dann:
„Genau. Das Problem ist nun … wie kommt man da wieder raus?“ und bereue es im nächsten Atemzug schon wieder.
„Ich glaube, einfach aufhören ist da wohl der falsche Ansatz!“, scherzt Maura vor sich hin. Ich versuche, es zu ignorieren. „Okay, okay, tut mir leid“, wirft sie wieder ein. „Ich versuche mich jetzt zu beherrschen, versprochen.“ Ich will dieses pein-

liche, verwirrende, komplett idiotische Gespräch einfach nur noch beenden.
„Also, ich denke mal, wer süchtig ist, ist das nicht umsonst“,

beginnt Maura wieder und jetzt redet sie genauso Quatsch, wie ich.
„Es heißt doch immer, dass das nur Leute sind, die irgendein Problem haben. Jetzt frag mich aber nicht welches oder was oder wie. Jedenfalls könnte ich mir vorstellen, dass man damit quasi … quasi versucht, das Problem zu lösen oder wenigstens zu verdrängen. Und man rutscht immer mehr ab, lässt sich gehen, ist halt krank und so. Wie in einer Spirale, die ganze Normalität geht irgendwann flöten, der Alltag, die Freunde – man wird so realitätsfremd, in einer eigenen Welt eben. Und das ist wohl so das Problem“, sprudelt Maura plötzlich los und ich höre ihr fassungslos zu.
„Jaaa, man könnte fast sagen“, legt sie gleich wieder los, „dass es eine Spirale ist.“
Verwirrt halten wir uns beide die Telefonhörer ans Ohr und wissen nichts Richtiges zu sagen.
„Was ist nun, wenn der Betroffene das irgendwann merkt, dass er süchtig ist? Und das auch wieder ändern will, aber es ist … halt nicht so einfach. Weil man – weil ein Teil in einem, es irgendwie nicht will“, verstumme ich und spüre, wie mir die Röte ins Gesicht steigt, weil mir meine eigene ungeschickte Wortlosigkeit schrecklich peinlich ist.
„Joa, klar“, plappert Maura wieder unbeholfen weiter, um keine Stille aufkommen zu lassen „das macht dann wohl zwei Dinge notwendig: Erstens, man muss diesen einen Teil, der dagegen ist, davon zu überzeugen, dass Flucht notwendig ist oder ihn zumindest irgendwie *stumm schalten* – weißt du, was ich meine?“

Ich nicke heftig, wieder vergessen, dass sie es nicht sehen kann.
„Und dann müsste man wohl als Zweites, irgendetwas von außen suchen, eine Hilfe oder so, irgendwas oder wen, mit dem man dann wieder neuen Halt gewinnt“, fährt Maura aufgeregt redend fort. „Und die Symptomatik liegt darin, dass … ja, das kann ich jetzt nicht sagen.“
„Die Symptomatik ist die körperliche Ausdrucksform“, werfe ich ein „Aber, ich meine … gibt es nicht viele Möglichkeiten, eine Sucht wieder loszuwerden? Fehlt da nicht nur die Disziplin? Und wenn man den Alki einfach auf kalten Entzug setzt und ihn irgendwo einsperrt, wo's keinen Alkohol gibt oder so?“, provoziere ich ein bisschen und warte jetzt gespannt auf die Antwort.
„Klar. Den Körper kann man zwingen“, antwortet Maura sofort, „aber, wie gesagt, ich glaube nicht, dass man eine Sucht einfach so hat. Irgendwoher muss das doch kommen? Bringt es dann wirklich was, wenn man einfach damit aufhört?“
„Du hast Recht, Maura“, sage ich, mehr fällt mir nicht ein und ich hoffe, dass sie weiterredet.
„Tja … da wäre man dann bei der alles entscheidenden Frage, nicht. Wieso eigentlich? Irgendwas muss da sein, was einen in irgendeiner Form stört. Und anstatt sich damit zu beschäftigen ...“
„... verdrängt man es“, vollende ich.
„Das heißt, was für eine Art Sucht man hat, wäre eigentlich völlig egal. Denn darum geht's nicht“, stellt Maura erstaunt fest.
„Hmmm“, murmele ich und weiß, dass sie recht hat. Und irgendetwas sagt mir, dass Maura mich nicht verurteilen wird. Weil es tatsächlich egal ist, welche Sucht man nun hat.
„Weißt du, Maura. Ich hab Bulimie“, sage ich plötzlich und

ohne Vorwarnung und starre entsetzt von mir selbst den Telefonhörer an. Maura schweigt. Und schweigt. Und ich wippe bestürzt mit dem Fuß, um mich abzulenken und hoffe und bete, dass sie endlich etwas sagt. Gleichzeitig verfluche ich mich und bin erleichtert darüber, dass es endlich kein belastendes Geheimnis mehr ist. Als sie endlich etwas sagt, fällt mir ein Stein vom Herzen.

„Es ist … es ist egal, Iruka. Du warst und bist und bleibst meine beste Freundin“, sagt sie dann vorsichtig und mir laufen vor lauter Erleichterung ein paar Tränen das Gesicht herunter.

„… ehrlich gesagt“, fährt sie fort, „habe ich keine Ahnung, was das jetzt bedeutet. Also, ich weiß schon, was das ist. Aber was mach’ ich jetzt?“

Überlegend sehe ich zum Fenster raus, habe ebenso wenig Ahnung. Darüber habe ich mir bis jetzt keine Gedanken gemacht.

„Weißt du“, beginne ich nach einer Weile, „ich glaube, es hilft mir am besten, wenn du gar nichts machst. Sei – wie du bist. Ich … ich schaffe das. Und es hilft mir so viel, wenn ich einfach nur weiß, dass du da bist, wenn ich dich brauche.“

„Natürlich bin ich für dich da“, sagt Maura wie aus der Pistole geschossen und bestärkt mich dadurch unheimlich.

„Wenn’s mir mal nicht so gut geht …“, setze ich an und sie unterbricht mich gleich wieder: „Dann ruf ‘ste an, zu jeder Tages- und Nachtzeit … glaubst du, du kannst das wirklich schaffen?“, fragt sie nach einer kurzen Pause.

„Ja“, erwidere ich fest.

„Wenn du magst, ich begleite dich auch gerne, also – du weißt schon … also, ich googel gerade und da gibt’s mehrere solche Beratungsstellen und –“

„Nein, schon okay, lass das“, antworte ich übereilt und füge

Gefühle nach Offenbarung

noch ein leises „Bitte“ hinzu.
„Okay, schon gut.“
„Was ist … ich glaub, was mir wirklich helfen würde, ist, wenn ich dich brauche, einfach jemanden brauche, weil … ja, wenn ich dich dann anrufen könnte und rüberkommen oder wir was unternehmen. Und du nicht fragst. Also. Ach Mann.“
„Klar. Ich werd nicht fragen, ist schon gut. Ruf an, ich bin da. Versprochen. Immer.“
„Und … und sag’s keinem, okay?“, füge ich noch vorsichtig hinzu.
„Was für ne Frage“, spottet Maura.
„Danke“, sage ich wieder, weil mir ansonsten nichts einfällt.
„Ähm. Gut. Also … mach dir wegen mir keine Sorgen, ich bin da, egal wann, wie und wo.“
„Danke“, sage ich zum tausendsten Mal und, „Dann … wir sehen uns morgen.“
„Klar. Bis dann“, sagt Maura und wir verabschieden uns etwas distanziert, die Situation ist seltsam, aber ich bin erleichtert.
Aufatmend stütze ich meinen Kopf auf die Hände und starre meine Schreibtischoberfläche an. Noch weiß ich nicht, wie ich Maura morgen wieder unter die Augen treten soll, ich schäme mich und es macht mich verlegen, dass sie so uneingeschränkt für mich da ist, obwohl ich mich praktisch die ganzen letzten Monate abgekapselt habe.
Aber ich bereue es nicht, kein Stück.

***

Ich höre ein Lied. Und obwohl Hip-Hop oder Rap eigentlich nicht so meine Dinge sind, stehe ich jetzt wie gebannt da und lausche den Zeilen.

Jelly hat vorhin laut Musik gehört und der Refrain ist bis zu mir rübergedrungen.
Also habe ich mich vorhin in ihr Zimmer *verirrt* und die CD ist völlig zufällig in meinen Händen gelandet.
Ich setze mich neben meinen CD-Player auf den Boden und suche nach dem Lied. Und finde es.
Ich schnappe mir Zettel und Stift und schreibe groß den Refrain darauf:

Du musst auf dein Herz hören.
Hör, wie es schlägt, wie es fleht, wie es schreit.
Hör, wie es lebt, wie es lacht, wie es weint,
auch wenn du es willst, da misch' ich mich nicht ein,
wie du es machst, wird es schon richtig sein.
(Herz – von Sido)

Dann hänge ich den Zettel an die Wand neben *Life isn't about finding yourself. It's about creating yourself* und lese mir ihn noch ein paar Mal durch.
Währenddessen verklingt das Lied, einen Moment Stille. Ich kenne auch das nächste Lied nicht, aber ich erkenne die Stimme.
Und dieses Lied ist anders – ich *höre* es nicht, ich vernehme sie nicht – es *überrollt* mich, bahnt sich in meine Ohren. Ich fühle mich augenblicklich zu ihm hingezogen, obwohl der Text genauso platt formuliert ist. Es dringt in meine Ohren und erfüllt nicht nur meinen Gehörsinn, sondern gleich alle meine Sinne. Ich bin unfähig stillzustehen – und als es das Lied dann verlangt, antworte ich ihm mit aller Bewegungsfreudigkeit, die mein Körper hergibt.
Ich werde durchflutet von Gefühlen, die in mir vergraben liegen und nur darauf warteten, dass das Lied sie wieder neu

erwecken wird. Jegliche Selbstkontrolle gebe ich automatisch ab, ganz ohne es zu wollen, muss ich dem Lied folgen und mich ihm hingeben und kann alles freilassen, was es freizulassen gibt in mir.

Es sind Erinnerungen, die sich einen Weg ins Bewusstsein graben und ich werde dazu gezwungen, die Gefühle der jeweiligen Situation noch einmal zu durchleben. Es ist eine Vielfalt von Empfindungen, die ich erneut bewusst wahrnehmen muss und nichts, absolut nichts dagegen tun kann. Es ist ein Abgrund in meinem Herzen, der mich zu verschlingen droht. Termiten in meinem Bauch, die mich von innen aufzufressen drohen. Ratten in meinem Kopf, die nichts von meiner Denkfähigkeit übrig lassen. Eine Lebendigkeit, die mich vor Ehrfurcht erstarren lässt. Ein Schmetterling, der mich mit seiner Schönheit blendet.

Ich bin gezwungen, mich selbst mit allen Einzelheiten zu spüren, mit allem, was ich war und was ich bin und ich kann nicht aufhören, es zuzulassen und will es nicht. Von mir selbst beeinflusst, höre ich mir zu, möchte mich aufschreien und verstummen lassen, will nichts mehr von dieser unkontrollierten Scheiße wissen oder hören. Ich versuche, mir die Ohren zuzuhalten, aber ich höre mich trotzdem noch. Alles, was in meinen sechzehn Lebensjahren je auf mein Bewusstsein getroffen ist und sich dort festgesetzt hat, durchfließt mich impulsiv und cholerisch mit einer Wucht, die mich zu Boden wirft.

Dieses Lied, das mich in diesem Moment mit seiner Ohnmacht überrumpelt, dringt ungehindert in mich ein und ich werde von mir selbst und meinen eigenen Gefühlen, Denkweisen, Erinnerungen und Gedanken gefressen.

Ich springe hemmungslos in meinem Zimmer umher, mache die konfusesten Bewegungen.

Plötzlich ist man sein eigener Sklave geworden und hat den schmalen Grad zwischen dem gefühlsträchtigen Rausch der eigenen Existenz und der kompletten Kontroll- und Selbstaufgabe überschritten. Ich ringe noch um meinen Verstand, um meinen Selbstzwang, eingeschlossen als einen Teil der Gesellschaft, nach Zügelung, menschliche und eigene Gleichgültigkeit und nach dem Gedanken- und Gefühlstod, der mich vor meiner ungestümen Hysterie bewahrt. Zum selben Zeitpunkt falle ich schon in meinen Abgrund, vor dem mich nichts der aufgezählten Stetigkeiten noch verschonen kann. Ich falle und falle und falle und bin nichts mehr weiter als ein Wesen voller Triebe und Gefühle, die mich überfluten und für sich einnehmen. Ich bin ein Wesen, bestehend aus unzähligen Einzelerfahrungen, die meinen Charakter widerspiegeln; ich bin eine Handvoll sozialer Kontakte und Erlebnisse, die sich in mir niedergelegt haben; ich bin mein eigener Anfang und mein eigenes Ende; mein Problem und meine Lösung.
Erst, als das Lied zu Ende ist, kann ich wieder zurückkehren in das Diesseits. Verwundert liege ich am Boden und betrachte die Welt von unten. Man könnte fast sagen, ich erinnere mich an nichts. Da bin nur ich und nichts sonst.
Völlig außer Atem beginne ich laut zu lachen, weil diese Aktion so grotesk war. Ich spüre mich, mein schnelles Atmen, meinen Körper, der um Sauerstoff bittet, mein Herz, das Blut durch meine Adern schickt, meine roten Haare, die wirr in alle Richtungen ausgebreitet sind, die Muskeln, die ich für das Lachen an- und anspannen muss, mein Gesicht, knallrot von der Anstrengung.
Ich ringe einige Momente lang mit verschiedenen Worten, bis mir die Bezeichnung für dieses eigenartige Gefühl wieder einfällt: *Gewissheit.*
Alles wird gut, denke ich, ganz leer, ganz ruhig, ganz gewiss. *Er*

hat recht, alles wird gut.
Ich liege atemlos am Boden, lachend und befreit und finde ein kleines Stück *Gewissheit* wieder.
Alles wird gut, denke ich wieder und wieder und lache gedankenverloren vor mich hin.
Und in gewisser Weise *ist* auch alles gut.

***

Ich hab's geschafft. Oder besser – ich schaffe es. Schon längere Zeit jetzt. Also wobei längere Zeit natürlich ziemlich definierbar ist. Im Vergleich zu fünf Stunden ist es eine längere Zeit und im Vergleich zu sechs Tagen, ist es einer weniger. Richtig, fünf Tage ohne Erbrechen. *Rekord!*
Aber ich bin öfter kurz davor, denn es geht nicht einfach weg, nur vielleicht jeden Tag ein bisschen mehr.
Die Gewohnheit ist Halt gebend – die läuft einem nicht davon, man kann sich festhalten und alles andere ausschalten, man baut sich seine eigene kleine kranke Welt.
Und die aufzugeben ist schrecklich schwer. Denn der Teil, der einem flüstert, dass man ein Idiot ist, würde man diese Sicherheit aufgeben, ist nicht unwesentlich. Und dieser Teil von mir ist nicht irrational oder bescheuert – sondern baut auf Logik, auf schlichtem Aufrechnen.
Das ist ein interner Verstand, der jenseits von Moral, Gewissen und gesellschaftlicher Norm abwägt. Der sich nicht Gedanken darüber macht, dass es unmoralisch ist, Nahrung zu verschwenden, die anderen fehlt; dass eben diese Tatsache an mein Gewissen appellieren sollte und dass diese Verhaltensweise völlig abnormal ist. Diese Gesichtspunkte werden außer Acht gelassen, stattdessen wird zwischen Pro und Kontra ge-

nauestens abgewägt, denn Betäubung und unechte Entspannung können durchaus durch den Alltag helfen.

Was, wenn die Sucht *innerhalb* eben doch ein gutes Stück weit stabilisiert, ein zwar ungesunder, unmoralischer, abnormaler – aber dennoch ein Ausgleich ist? Immerhin funktioniere ich auf diese Weise, funktioniere genau so, wie man es verlangt. Gehe zur Schule und mache mein Abitur, bin in zwei Jahren ein vollwertiges Mitglied der Gesellschaft und kann meine Existenz erfolgreich damit rechtfertigen, dass ich zum Steuern zahlenden Bürger geworden bin. Ich kann ganz genau die Leistung bringen, die erwartet wird, fern von den eigenen Vorstellungen. Und ob ich dabei nun ungesund bin oder nicht, interessiert keinen. Ob ich nun an Lungenkrebs sterbe, weil ich mit dem Rauchen angefangen habe oder an Bulimie, weil eben das zur Ausgleichssucht meiner Wahl wurde – *who cares?*

Es kommt aufs Gleiche raus. Es gibt keinen vernünftigen Grund *nicht* bulimisch zu sein.

Ist *das* das Leben?

Der interne Verstand stolziert mit erhobener Nase am eigentlichen Verstand vorbei.

Natürlich ist es dumm! Bulimie ist wie ein doppelter Boden, der dir dann aber unter den Füßen weggezogen wird und man fällt. Fällt und fällt und fällt.

Ging es mir jemals gut damit? Habe ich mich jemals *wirklich gut, befreit, glücklich, ausgeglichen* und *fit* damit gefühlt?

Die bodenlose Routine hält einen am Zirkulieren, aber nicht am Leben. Rotieren in der Routine kann nicht ernsthaft ein erstrebenswertes Ziel sein. Der doppelte Boden, das Netz, das einen auffängt, nur um einen dann doch fallen zu lassen.

Bulimie ist die *scheinbare* Sicherheit, die alles, aber nicht sicher ist. Das ist nicht die Sicherheit, die gesucht wird, sondern nur ein falsches Abbild davon. Als würde man krampfhaft nach etwas suchen und gibt sich dann mit einer minderwertigen Kopie zufrieden, die nur darauf wartet, wie eine Seifenblase zu zerplatzen und einen auszulachen, weil man seine Zeit in faulem Irrtum verschwendet hat, anstatt sich in den Arsch zu treten und die anstrengendere, aber *echte* Suche auf sich zu nehmen und sich mit nichts weniger als dem Original zufriedengibt. Der interne Verstand rotiert, der eigentliche Verstand lacht ihn aus, weil er nichts, als eine billige Kopie ist.

Und was ist so schlimm daran?, kreischt der interne Verstand *was ist so schlimm daran, echte Sicherheit oder nicht, es HILFT doch trotzdem!*

Nein, genau das tut es nicht. Es hilft nur *vermeintlich* und für den Moment, aber man kann so viel davor flüchten, wie man will und immer wieder für einen Augenblick einen neuen Boden spüren, der einen scheinbar auffängt, aber anschließend unter den Füßen erneut wegbricht – und das ändert sich nicht, das wird sich *niemals* ändern, auch nicht, wenn man es fünfzigtausendmal versucht hat, es ist und bleibt ein *unehrliches* Vorgehen, weil es das Bedürfnis niemals dauerhaft befriedigen kann. NIEMALS.

Aber es funktioniert! Und wenn auch immer nur für einen Moment, ES FUNKTIONIERT! Es macht lebensfähig!

Es macht vielleicht für eine gewisse Zeit *über*lebensfähig, aber nicht lebendig. Und das hat alles nichts mehr mit Moral, Gewissen und gesellschaftlicher Norm zu tun, sondern ganz und gar nur mit einem selbst. Wenn man Lust dazu hat, kann man sich jede Sekunde ein Ende bereiten, nichts zwingt einen dazu, hier zu sein. Was am Ende des Tages übrig bleibt, ist man selbst und nichts und niemand sonst. Und nichts und niemand muss mit demjenigen fertig werden, der da übrig bleibt – nur man selbst.

Und es macht nicht sicher, es macht nicht glücklich und nicht lebendig – und der einzige Grund, sich weiterhin mit der Sucht rumzuschlagen, ist Scheinheiligkeit. Weil man nicht einsehen kann oder will, dass unter dem Strich jeder Pro/Kontra Rechnung nur ein fettes, scheinheiliges Minus steht. Egal, was man im Leben mit sich vorhat – DAS wird einem sicherlich nicht dabei helfen. Wenn überhaupt, ist es eine Methode unehrlich und scheinheilig sich selbst gegenüber zu sein, aber mehr wird man da nicht finden können – und Lebendigkeit oder echte Sicherheit schon dreimal nicht.

Nein, Bulimie ist keine Lösung. Niemals. Und das auch einzusehen ist noch schwieriger, als die Tatsache an sich.

Kapitel 11

Auch die längste Reise beginnt mit dem ersten Schritt.

Achte auf deine Gedanken, denn sie werden deine Worte;
Achte auf deine Worte, denn sie werden deine Taten;
Achte auf deine Taten, denn sie werden zu Gewohnheiten;
Achte auf deine Gewohnheiten, denn sie werden dein Charakter;
Achte auf deinen Charakter, denn er wird zu deinem Schicksal.

Da gibt es eine Zerrissenheit in mir. Zwei Stimmen, zwei Ichs, zwei Welten. Zweigeteilt. Interner und eigentlicher Verstand. Ein Chaos, bei dem es schwerfällt, zu differenzieren. Wo ist die Objektivität, die Subjektivität, der Optimismus, der Pessimismus, der völlige Wahnsinn oder nur die realistische Einschätzung?

Ab welchem Punkt betrüge ich mich und wann bin ich ehrlich zu mir? In meiner Verwirrung versuche ich mich abzugrenzen und richtig einzuordnen, an manchen Tagen klappt das weniger gut, als anderen. Trotzdem gibt es Hinweise, ich hangele mich von einem Ast zu nächsten und hoffe, es ist die richtige Richtung. Zwischen den Gedanken finde ich bei genauerem Hinsehen Anhaltspunkte, probiere verschiedene Ideen aus und gehe im Zweifelsfall noch mal zurück. Es gibt keinen genauen Leitfaden, aber Annahmen und Ahnungen und Hoffnung. Mit inbegriffen die Möglichkeit, auf der Nase zu landen und es ein zweites oder drittes Mal zu versuchen.

Und es gibt definitiv einen, wenn nicht mehrere verräterische Teile, die einem zu leicht erreichbaren Scheinlösungen raten, zu doppelten Böden, die keine sind. Und das sind definitiv nicht die spontanen Eingaben, nach denen ich handeln sollte, wenn ich gedenke, gesund zu werden und dann auch zu bleiben. Was macht man nun mit diesem Teil an Gedankenmüll, der den Handlungswillen versucht zu verseuchen?

Wenn man das Problem nicht ändern kann, ändert man eben die Betrachtungsweise. *Man programmiert seinen Hitler im Kopf noch mal neu*, denn das Geniale am eigenen Hirn ist, dass man damit machen kann, was man will. Selektion auf anderer Basis, Leben ist subjektiv. In meinem Kopf hat es keinen Platz mehr für Schädlingsgedanken aller Art, die mir hinderlich im Weg stehen.

Auf einem Plakat mit einer Boxerwerbung habe ich mal gelesen: *Sei dir selbst nicht dein eigener Gegner.* Manchmal glaube ich, ich selbst bin mir *mein einziger* Gegner.

Der Kopf voll von negativem Zweifel-Denken, Ringen mit sich selbst. Die komplette Zeit im Kampf mit sich selbst verstrickt. Ein Krieg, der sich nur anhand einer Indianerweisheit lösen lässt:

Ein alter Indianer erzählte seinem Enkel:
„In meinem Herzen leben zwei Wölfe. Der eine Wolf ist der Wolf der Dunkelheit, der Ängste, des Misstrauens und der Verzweiflung.
Der andere Wolf ist der Wolf des Lichts, der Lust, der Hoffnung, der Lebensfreude und der Liebe. Beide Wölfe kämpfen oft miteinander."
„Welcher Wolf gewinnt?", fragte der Enkel.
„Der, den ich füttere", sagte der Indianer.

Zweifelhaftigkeit ist kein Teil von mir, der mich in dem unterstützt, was ich vorhabe – egal, was ich vorhabe. Jedes Ich, das mir erzählen will, dass ich ein versagender Feigling bin, der es sowieso nicht auf die Reihe bekommt, ist ein Arschloch. Fertig.

Da gibt es keinen vernünftigen oder auch unvernünftigen Grund ihm noch zuzuhören.
Und dann wartet man darauf, dass der Optimismus-Mörder im Kopf eines Tages verhungert, wenn man ihn nur lange genug nicht gefüttert hat.
Wie soll ich je *einfach sein*, wenn ich immer befürchten muss, dass bei der nächstbesten Gelegenheit der nächstbeste Zweifel mir das Messer in den Rücken stößt? Zweifel sind ein Hintertürchen an Scheinheiligkeit, für das ich keinen Platz mehr habe.
Selbsterkenntnis ist der erste Schritt.
Dieser Teil muss verhungert werden, buchstäblich. Ich habe keine Lust, mich von der Bulimie auffressen zu lassen.
Viel zu oft lausche ich den Argumenten, die ich sowieso schon alle kenne, anstatt beide Wölfe am Kragen zu packen und auseinanderzuzerren. Der eine gehört im nächsten Fluss ertränkt, den anderen nehme ich mit heim und pflege ihn liebevoll.
Und mein treuer Begleiter sitzt schnurrend mit mir vor dem warmen Kamin und … *nein, Wölfe können nicht schnurren*. Und mein treuer Begleiter sitzt aufmerksam, liebevoll und partnerschaftlich mit mir vor dem warmen Kamin und flüstert mir immer und immer wieder, geduldig und niemals aufgebend:
DU KANNST ALLES SCHAFFEN!
Er sieht mich mit großen lieben Augen an und fügt noch lächelnd hinzu:
DU HAST ES SCHON GESCHAFFT! … *du musst dich nur noch daran erinnern, wie.*
… können Wölfe lächeln? Ist auch egal.
Ich kann keinen internen Verstand, keine schizophrene, hysterische Stimme in meinem Kopf mit rationalen Argumenten überzeugen, die redet nur immer weiter unaufhörlich auf mich ein und ich höre auch noch geduldig zu. Jedes Mal der gleiche

Fehler. Am Ende läuft das unter dem Begriff *Selbstverarschung* – es gibt einen Punkt, da müssen Zweifel einfach unsanft aus dem Raum hinaus manövriert werden. Womit man wieder bei *Links abbiegen!* und *Einfach trotzdem machen!* wäre: Manchmal ist Diskutieren einfach keine sinnvolle Option mehr.

***

Man rüstet sich immer wieder für den Moment der Momente, man geht es immer wieder durch, stellt es sich vorher in Einzelteilen genauestens vor und wie man dagegen angehen könnte. Alle Theorie hilft nichts, wenn es denn dann so weit ist. Das Gehirn ist leer. Gähnend leer.
Ich weiß gar nicht, woher diese Gedanken plötzlich wieder kommen. *D*as Gefühl, gleich unter den Gedanken zusammenzubrechen. Krieg im Kopf.
Nicht zulassen, nicht zulassen, nicht zulassen …!!
Die hinterhältige Stimme, die wieder einflüstert, wie sinnlos es ist, wie viel einfacher es wäre, jetzt einfach alles auszublenden und zu fressen und zu kotzen … es ist so verlockend JETZT für den MOMENT alles, alles, ALLES zu vergessen und sich ganz von der Stimme leiten zu lassen.
Anderthalb Stunden kämpfe ich mit mir, stelle mich unter eine kalte Dusche, versuche meinen Kopf zu entseuchen, suche nach Bedacht, nach Gewissheit. Sie lässt mich eiskalt im Stich. Klatschnass und frierend wickele ich meine Haare in ein Handtuch ein und ringe mit mir.
NEEEEIN!!!!!
Ich kann nicht mehr. Wo ist meine innere Gewissheit hin … DAGEBLIEBEN!! Trockne dich ab und geh spazieren, SOFORT!

Okay, ganz ruhig. Notfallhandlung, Notfallhandlung wo bist du. Kalt duschen. Hab ich schon. Spazieren gehen, nein, verdammt. Ich will nicht, ich will einfach gar nichts mehr. NICHTS. MANN.
Einfach machen, mach's einfach. Los komm schon. Raus mit dir, geh spazieren, du weißt, dass das hilft.
Es ist mir egal. Ich habe Lust meinen Körper zu vergewaltigen.
NEIN.
Ich will kotzen. Kotzen. Kotzen. Kotzen.
N E E E E I N! Hör jetzt sofort auf zu denken und MACH!
Hektisch beginne ich, mir die Haare zu einem Zopf zu binden, mich abzutrocknen und anzuziehen gleichzeitig, weil ich so schnell wie möglich etwas essen muss. Jetzt sofort, da gibt's keinen Ausweg, kann ich mir auch hinterher noch Gedanken über Lösungswege oder Ähnliches machen, mir doch egal, wenigstens jetzt, ich kann nicht mehr, ich mag jetzt nichts denken oder irgendwas anderes machen, verdammt, ich will einfach aufhören da zu sein.
Es passiert, was passieren muss – die Bürste verhakt sich in den Haaren, ich verheddere mich in meiner Hose und rutsche mit meinen nassen Füßen auf den Fließen aus. Vor Schmerz quiekend liege ich auf dem Badezimmerfußboden und presse mir die Hände aufs Knie, das ich mir am Klodeckel angeschlagen habe, die Bürste hängt mir immer noch in den Haaren.
Mit Schmerzenstränen in den Augen sitze ich erstarrt am Boden, während sich mein Gehirn hektisch um eine sinnvolle Handlungsabfolge bemüht. Erst aufstehen, erst die Bürste aus den Haaren ziehen, erst nach einem Pflaster für das blutende Knie suchen, erst die Füße abtrocknen, erst anziehen, erst die Handtücher aufräumen … rationale Rotation, ich fühle mich wie in einem Kinderkarussell, die einfachsten Dinge gehen mir nicht mehr von der Hand, überfordern mich rigoros. Dasitzen

und Tränen wegwischen, mehr geht nicht. Ein Teil von mir will alle diese Dinge in Rekordgeschwindigkeit erledigen und dann schnellstmöglich etwas Essbares zwischen die Finger bekommen, ein Teil möchte hier und jetzt die Klobrille hochheben und sich gleich die Seele aus dem Leib kotzen und der andere Teil schreit immer nur wirres Zeugs von wegen *Links abbiegen! Trotzdem machen! Du schaffst das! Rausgehen! Machen! Nicht denken! Links! Einfach! Los! Können! Müssen! Machen!*
Mir bleibt nur die Handlungsstarre. Zeit anhalten. Beruhigen.
Ich fühle mich erschlagen.
Ruhig atmen.
Unausweichlichkeit. Handlungsstarre. Jede Art von Tätigkeit wird so SINNLOS, dass ich mit mir ringe, mich nicht gleich sofort umzubringen. Ich bin gefährlich für meine Existenz.
Einfach machen.
Ganz langsam, ganz ruhig, ganz bedächtig beginne ich, die Bürste aus meinen Haaren zu fischen und sie anschließend fertig zu kämmen. Neben mir liegt das Haargummi und ich binde die nassen Haare in einen losen Zopf. Ein Häkchen auf meiner inneren To-do-Liste. Ganz langsam, ganz ruhig, ganz bedächtig. Ich habe keinen Stress. Die Sinnlosigkeit gibt mir die Berechtigung, mir mit allem so viel Zeit zu lassen, wie ich möchte. Denn egal, was ich mache – meinen eigenen Vorstellungen von Sinnigkeit und Produktivität werde ich zumindest heute nicht mehr gerecht werden. Das heutige Ziel lautet nur noch, auf der Nulllinie zu bleiben und keinesfalls in negatives, idiotisches Verhalten abzurutschen, dass ich schon bereue, bevor ich es überhaupt getan habe. Und wenn ich das schaffe, bin ich am Ende des Tages im Plus. Kleine Ziele setzen.
Bedächtig trockne ich mir die Füße und den rutschigen Boden ab, stehe dann vorsichtig auf und hänge die Handtücher auf.

Nächstes Häkchen. Suchen nach einem Pflaster in der untersten Schublade der Kommode. Gefunden. Nächsten Häkchen. *Ich bin gut* sage ich mir stumm und, obwohl ich mich wie in Zeitlupe bewege, rast mein Herz unkontrolliert. *Ich schaffe das* bekräftige ich mich selbst und versuche ruhig zu bleiben und darauf zu warten, dass mein Herz es mir nachtut. Mit trockenem Mund verpflastere ich mein Knie, ziehe schließlich ein Klamottenstück nach dem anderen an und nicht wieder zwei Socken auf einmal oder BH und T-Shirt gleichzeitig.

Als ich zuletzt in meinem Zimmer ankomme, alle Häkchen auf meiner vorläufigen To-do-Liste abgehakt, ist schon der nächste Raubzug unterwegs. Hinsetzen, atmen. Tausend Gedanken im Kopf, die widersetzlich miteinander streiten, gegeneinander anbrüllen, einander ab- und niederstechen. *Nicht zuhören*, sage ich mir und beobachte das Gemetzel mit stoischer Ruhe, aber seine eigenen Gedanken so mir nichts dir nichts eben mal wegzusperren, erweist sich als eine viel schwierigere Aufgabe, als gedacht.

Wenn man versucht, an etwas NICHT zu denken, denkt man unweigerlich in genau diesem Moment daran. Und wenn ich mir sage, jetzt nicht an blaue Eisbären zu denken, denke ich in genau diesem Moment an blaue Eisbären. NICHT versteht mein Gehirn nicht. *Ausradieren, ersetzen* – ich muss stattdessen an etwas *anderes* denken, meinen Kopf mit etwas anderem füllen. *Nur was?*

Zuerst weiß ich nicht, was es ist, aber dann wird mir klar, dass es mein bei einem Anruf vibrierendes Handy sein muss. Ich lege den Stift hin und wühle hektisch in meinem Rücksack, der direkt neben dem Schreibtisch steht.

„Ja?"

„Ich bin's, Maura."

„Hi."

„Komm ‘ste noch rüber?“
„Jetzt? Ist schon dunkel.“
„Aber erst sechs Uhr.“
„Abends.“
„Hä? Natürlich abends, wann denn sonst?“
„Ja, ne … war verwirrt. Öhm. Okay.“
„Super, bis gleich.“

Etwas perplex nehme ich das Handy vom Ohr und schaue es skeptisch an. Ich habe gerade ja gesagt und das völlig spontan und ohne nachzudenken. Ein Gefühl von Stolz macht sich breit, einen Moment später wird mir klar, dass ich überhaupt keine Lust habe. *Trotzdem* denke ich mir stur. *Wenigstens mal ausprobieren. Darauf einlassen. Nicht von vornherein schon alles verteufeln. Was habe ich gewonnen, wenn ich jetzt hierbleibe?*

Ich werfe mir eine Jacke über und werfe einen skeptischen Blick nach draußen – sechs Uhr abends und schon stockdunkel.

Egal, Dunkelheit macht mir nichts aus. Dachte ich. Die Straßen sind beleuchtet, die Abkürzung durch das Waldstück nicht. Ich laufe eine Straße entlang, biege dann direkt zwischen zwei Häusern auf einen fast versteckten schmalen Weg ab, der einige Meter weiter endet. Den folgenden Pfad sieht nur, der weiß, wo er ist. Behände klettere ich ein Stück weiter links über einen Baumstamm, der vor ein paar Jahren mal eine Lücke in die Buchenhecke geschlagen hat. Jetzt ist es schon wieder so gut wie zugewachsen, aber manche Leute – so wie ich – haben sich diese Lücke zunutze gemacht und so ist heute immer noch genügend Platz, um hindurchzuschlüpfen. Auf der anderen Seite ist es dunkel. Das Licht der letzten Straßenlaterne wird von der hohen Hecke zurückgehalten. Plötzlich stehe ich schon so gut wie mitten im Wald. Ganz automatisch beginnt das Herz sich wieder zu beeilen, vom Überlebensinstinkt angeheizten Adrenalins. Ich bleibe still stehen und lausche angestrengt nach Geräuschen. Bis auf das Rascheln in den Baumkronen ist nichts zu hören. Vorsichtig taste ich mich vorwärts und versuche im Dunkeln den platt getrampelten Pfad zum nächsten offiziellen Waldweg zu finden. Meine Augen haben sich noch nicht an das Dunkel gewöhnt, für einige Momente irre ich ziel- und orientierungslos im Kreis, bis wenigstens die Schemen der Bäume für mich erkennbar werden und ich den Pfad finde. In der Stille höre ich mein Herz laut schlagen, so laut, dass ich Angst habe, jeder im Umkreis der nächsten zwanzig Meter müsse es hören können. So vorsichtig und leise wie nur möglich schleiche ich vorwärts, ein mulmiges Gefühl im Bauch, das ich in der Situation so noch nie wahrgenommen habe. Mir wird bewusst, dass ich vollkommen allein bin, die Nacht ist rabenschwarz. Ich habe Angst. Schlage mich quasi quer durchs Unterholz in einer Spur relativ gut begehbaren Bodens, links und rechts von mir wuchert Gestrüpp. Etwas zu aufmerksam fokussiere ich alles, was es an Umrissen und Schatten zu fokussieren gibt. Etwas zu aufmerksam … etwas gehetzt.

Hier ist nichts!, sage ich mir stumm *du bist doch bescheuert, du bist hier schon tausendmal entlanggelaufen.*

Krampfhaft versuche ich meine Gedanken zu beschäftigen, aber die sind längst von alleine auf Reisen gegangen. In meinem Kopf spielen sich eine Reihe Szenen aus verschiedenen Filmen oder Geschichten ab, von Werwölfen und Mördern, die hinter dem nächsten Baum stehen. Die blödesten und unrealistischsten Ideen nisten sich ein, das Herz klopft immer schneller, als würde es *RENN!*, sagen wollen. Wie abwegig meine Horrorfantasien auch sein mochten, sie kriechen mir die Kehle hoch. Mein Verstand protestiert lauthals gegen den Schwachsinn, den meine Fantasie mit mir anstellt. Und in dem

Moment wird mir klar, dass ich genau zwei Möglichkeiten habe:
Erstens – ich male mir weiterhin die schlimmsten Sachen aus, rede mir ein, dass mir gleich ein Kidnapper über den Weg läuft, und mich umbringt und werde vor lauter Panik einen Herzinfarkt bekommen und tot umfallen.
Zweitens – ich höre auf zu denken und laufe einfach weiter. Ich konzentriere mich auf den Weg und LAUFE EINFACH. *Denn ICH KANN DAS!, und es wird mir nichts passieren.*
Da ist kein Platz für übertriebene Panikmache. Es wird alles gut, ich werde nicht sterben.
Im nächsten Gebüsch raschelt es laut, ungewollt stoße ich einen schrillen Schrei aus und springe zur Seite. Mein Herz donnert, mein Atem keucht so laut, dass er das Rascheln in den Baumkronen übertönt.
Zwei Möglichkeiten – ich kann meine Gedanken leiten, wie ich möchte. *Freund oder Feind?*

Als ich zwanzig Minuten später aus dem Wald komme und mein Weg endlich wieder von Straßenlaternen beleuchtet wird, muss ich lächeln, weil das Gleichnis perfekt ist. Atem und Herz sind ruhig und ich schlendere, genieße Stille und Ruhe. Nein, es ist nicht schwer zu erahnen, dass ich mich für den Freund entschieden habe. Ich habe mich auf den Weg konzentriert und die schattigen Umrisse ignoriert, die zu viel Interpretationsfreiheit für Horrorfantasien ließen. Meine Sichtweise verändert und habe mich auf die positiven Aspekte eines klarheitsschaffenden Waldspazierganges konzentriert, nur das Baumkronen-Rascheln gehört und mich davon entspannen lassen. Die Zweifel wurden ignoriert, indem etwas anderes fokussiert wurde. Konzentrieren auf den Körper, auf das flotte Laufen, auf das Vorwärtskommen. Die Bewegung spüren und das *es könnte aber* umwandeln in ein *Es ist.* Und so wird auch jeder interne Verstand überlistet, jede zweite Stimme, die einem in sein Handeln reinquasselt. Wenn man bereits genug diskutiert hat und außer einem *Es könnte dir aber ein Werwolf über den Weg laufen!!,* nichts mehr dabei rauskommt, wird ignoriert und anderes fokussiert. *Erase and replace*, wieder und wieder.

Die Zweifelhaftigkeit wird ausgehungert, in dem ihr kein Raum für ihre Zweifel mehr gegeben wird, die Panik, die Zerstörungslust, Todessehnsucht – hier gibt es keinen Platz mehr für sie. Und wenn sie schon nicht passiv vergessen werden kann, dann wird sie aktiv ausgehungert.

Es stellt sich einzig und allein die Frage*: Wähle ich meinen Kopf als Feind oder Freund?*

Kapitel 12

Glück ist Selbstgenügsamkeit.

Die Zeit vergeht. *Trotzdem.*
Du kannst tun und lassen, was du willst und selbst wenn die Welt untergeht – die Zeit vergeht trotzdem. Im gleichen Tempo, im selben Rhythmus und das Einzige, was dabei unverändert bleibt, ist die Zeit selbst.
Daraus ergibt sich auch, dass es mehr als müßig sinnlos ist, sich gegen die Zeit zu wehren, egal in welcher Form. Es kommt, wie es kommt und das Einzige, dass man tun kann, ist zu versuchen, es so kommen zu lassen, wie man es hinterher nehmen möchte. Wenn's dann so weit ist, hat man sowieso keine Möglichkeit mehr, es rückgängig zu machen. Es gibt kein *rückgängig.* Actio – Reactio, Ende, aus.
Und *Rereactio* ist der Trugschluss, den man für sich selbst erfunden hat, weil es so viel erträglicher erscheint, wenn man sich einredet, dass man etwas ungeschehen machen könnte. Die Ironie bringt mich wieder zum Lächeln, denn Bulimie ist wieder mal ein gutes Gleichnis dafür. Anstatt aus der Gegenwart etwas Schönes zu machen, kotze ich gegenwärtig, weil ich glaube, ich könnte dadurch die Vergangenheit ändern. *Anzunehmen, zuzulassen.* Akzeptieren ist schwer. Und dabei obendrein die innere Gewissheit zu bewahren, noch schwerer. Es erinnert mich an Frodo, der zu Gandalf in Moria so oder so ähnlich verzweifelt sagte: *Ich wünschte, das wäre alles nie passiert.*
Und Gandalf antwortet: *Es liegt nicht in unserer Macht, das zu entscheiden. Wir müssen nur entscheiden, was wir mit der Zeit anfangen wollen, die uns gegeben ist.*
Loslassen und auf sich selbst vertrauen.
Hoffnung ist nicht die Überzeugung, dass etwas gut ausgeht, sondern die

Gewissheit, dass etwas Sinn hat, egal, wie es ausgeht. Es wird schon, sage ich mir und: Es *ist* schon. Wie auch immer es ist, wie auch immer es wird.

Es ist nur logisch, dass wenn man sich eine geraume Zeit lang immer auf ein Verhalten berufen hat und ab und an sogar glauben mag, dass es eine Lösung darstellt, man es nicht mit einer einzigen Einsicht und einem einzigen Fingerschnippen wieder in der Versenkung versenkt und es von heute auf morgen vergisst.

Und es ist auch logisch, dass es schon zum Scheitern verurteilt ist, wenn man genau das erwartet. Ein Vorsatz, der von jetzt auf einen Moment später erfüllt werden möchte, ist fast nie von Dauer.

Es ist in Ordnung sich zu sagen, dass es schwer sein wird. *Ja, es ist schwer, natürlich ist es das.* Es ist verdammt schwer. Nerven raubend, ein elendiger Prozess, den man durchmacht, Veränderungen, die in Wellen kommen und immer wieder wird man zurückgeworfen und muss sich noch einmal neu besinnen und lernen aufzustehen.

Es ist in Ordnung sich zu sagen, dass es schwer sein wird. Schwer, *aber niemals unmöglich.* Unmöglich sind die Dinge nur, weil wir sie uns nicht zutrauen. Und alles, was man sich zu beginnen traut, liegt damit schon im Bereich des Möglichen. Geduld ist eine ätzende Tugend, notwendig ist sie leider trotzdem.

Ich weiß nicht mehr woher, aber mir fällt ein Dialog aus einer englischen Serie ein und die Mutter fragt vorsichtig die Tochter: *Are you okay?,* und diese antwortet ganz wahrheitsgemäß: *No.* Und sie hält einen Moment inne, bevor sie dann mit einem Lächeln hinzufügt: *But I will be.*

Gewissheit. Immer wieder. Vertrauen.

Und das auch, wenn es jetzt noch fern meines Vorstellungsvermögens liegt, was oder wer ich sein sollte, wenn ich mit ganzem Herzen sagen kann, dass ich keine Bulimikerin mehr bin.
Und ich bin mir sicher, da wird etwas passieren, ich werde mich nicht auflösen oder verschwinden, es ist auch nicht *meine Bestimmung* zu kotzen.

***

Die letzten zwei Tage waren gut. Sehr gut. Ich bin glücklich mit mir und höre auf, mir wegen Vergangenen in irgendeiner Form Vorwürfe zu machen. Fern ab jeglicher Vergangenheit muss ich JETZT mit mir aus- und klarkommen. Und ich kann auch nur jetzt beginnen, wieder damit anzufangen.
Denn ich *WEISS!,* dass ich es mal können werde, und halte mir meine Zuversicht präsent, ich muss nur den Mut haben, daran zu glauben.
Ich lasse den Moment des Zweifels über mich ergehen, im Kopf ein *Halte durch, es wird besser. Du weißt, dass das jetzt Schwachsinnsgedanken sind. Ignoriere sie. Sie lügen, das weißt du. Halte durch, gib ihnen keine Kontrolle.*
Und wenn ich vor ein paar Wochen noch einen ganzen Tag gekämpft habe, um diese bedrückende Resignation aus mir herauszuprügeln, habe ich heute manchmal schon den Dreh raus und innerhalb weniger Minuten kann ich mich wieder von mir selbst überzeugt auf etwas Wichtigeres konzentrieren. Manchmal klappt es auch nicht, aber so wird es immer sein. Es gibt keine geradlinige Kurve, die die Veränderung beschreibt – es sind Wellen. Mal gut, mal weniger gut. Zwei Schritte vor, einen zurück. *Es ergibt sich.* Ich vertraue darauf, dass mir mein Körper schon sagen wird, wann er was braucht und selbst

wenn ich es manchmal zu spät mitbekomme, lerne ich. Der Körper ist geduldig und mit mir befreundet, nicht mein Feind.
Tue erst das Notwendige, dann das Mögliche und plötzlich schaffst du das Unmögliche. (Franz von Assisi)
Es lohnt sich! Es lohnt sich! Es lohnt sich! Und selbst wenn man im Moment noch dasteht und nicht weiß für was, dann darf man den Mut haben, sich gewiss zu sein, dass dieses Wissen vielleicht noch in der Ferne liegt, aber existiert. Es ist vorhanden – und wenn man so weit ist, wird man es in den Händen halten und sich darüber freuen, dass man zuvor den Mut hatte, daran zu glauben.
Und man wird die vielen Schritte, die man schon getan hat, bemerken, wenn man zurücksieht. Und darf darüber staunen und sich freuen.

Zufrieden sortiere ich den Krempel auf meinem Schreibtisch und stöbere mich durch alles, was sich finden lässt. Neben unzähligen CDs und Notizzettelchen, Stiften und jeder Menge Krimskrams finde ich auch eine DVD. Etwas verwirrt drehe ich sie, um auf der Vorderseite nach dem Titel zu sehen. *Keinohrhasen.* Etwas irritiert starre ich die Hülle an und überlege – ich habe mir diese DVD nie gekauft. Als es mir wieder einfällt, schnappe ich mein Handy und wähle eine Nummer:
„Jaa?“, antwortet es am anderen Ende der Leitung.
„Mauraaa, ich hab da was gefunden“, grinse ich ins Telefon hinein.
„Aha?“
„Eine DVD.“
„Aha? Und?“
„Deine. Und jetzt rate, welche.“
„Ohje, frag mich nicht.“
„Haste mir mal ausgeliehen.“

„Hab ich mir fast gedacht", erwidert Maura zynisch und wartet auf meine Auflösung.
„Keinohrhasen", sage ich nach einer Kunstpause.
„Echt? Warte, ich schau mal nach."
Zwei Minuten lang Rauschen im Telefon. Dann höre ich, wie Maura das Telefon wieder aufhebt und sagt: „Hast recht, die fehlt bei mir. Komm rüber, dann schauen wir sie uns an."
Damit hatte ich nicht gerechnet, aber bevor das automatische *Nein* meine Lippen verlassen kann, habe ich schon mit *klar, bis gleich* geantwortet und aufgelegt.

Heute ist ein ruhiger klarer Tag. Die Welt ist immer noch die Welt, aber heute schaue ich zum Fenster raus und kann es annehmen. Leise flüstere ich wie zu mir selbst. *Es ist schon okay so.* Klarheit füllt meinen Kopf, eindeutige, unanzweifelbare Klarheit. Es ist in Ordnung, wie auch immer es ist. Ich denke nicht an nachher, an morgen, an gestern. Ich bin genau hier an meinem Schreibtisch und wehre mich nicht. Keine Angst, keine Verzweiflung, ja – nicht einmal Essensplanungs-Gedanken in meinem Kopf. Ich genieße die Stille, die herrscht, den unausgesprochenen Einklang von Zeit, Raum und Gefühl. Was hat sich verändert? *Nichts, es ist alles wie sonst.* Da sind keine äußeren Einflüsse, die meinen Zustand ändern.
Nein, *es bin nur ich.* Die Zeit fließt und ich fließe mit ihr und nehme einfach an, was kommt.
Und mir wird wieder klar, wie *selbst-bedingt* alles ist. Es ist alleine meine Entscheidung, ich kann es tun, ich kann es lassen.
Dieser eine Tag, an dem sich alles von alleine ändern wird – den gibt es nämlich nicht. Auch etwas, dass ich erstmal mit allen Sinnen begreifen musste: *Es bin NUR ich.* Die höhere Macht, die mich dazu zwingt, das alles zu tun, die gibt es

nicht. Die Selbstdisziplin, die vom Himmel fällt und ungerecht unter den Menschen verteilt wird. Nein, nein, nein und noch mal nein: Nein, es bin nur ich, die da handelt oder eben nicht. Und nur ich, die Stück für Stück zur Besinnung kommen kann, sich annimmt und mit diesem Selbst etwas Schönes macht.

Als ich bei Maura ankomme, begrüßt ihr Hund Fritzi mich überschwänglich, indem er an mir hochspringt und abzuschlecken versucht. Lachend schiebe ich ihn von mir weg und begrüße Maura, Fritzi hüpft mir bellend hinterher.
„Ist ja schon gut", sage ich freundlich zu ihm und kraule den hochgewachsenen, schlanken Dalmatiner hinter den Ohren, woraufhin er augenblicklich Ruhe gibt und mich treuherzig ansieht.
„He, biste wegen Fritzi oder mir da?", eifersüchtelt Maura verschmitzt, grinst und tätschelt dem Hund auf den Kopf. „Jajaaa, du mit deinem Hundeblick krieg' st echt alle rum …"
„Diese Augen sind aber auch zwei schlagende Argumente", witzele ich zurück, lasse widerwillig von Fritzi ab und schiebe Maura in ihr Zimmer, während ich mit der DVD vor ihrem Gesicht rumwedele.
„Oh Mann, ich liebe deinen Hund", sage ich, als ich den Film einlege.
„Kannst ihn dir gerne jeden Morgen früüüüüühs vor der Schule zum Spazieren gehen ausleihen, nach nem Monat sehen wir dann, wie sehr du ihn noch liebst", grinst Maura. „Und natürlich jeden Mittag nach der Schule und abends am besten auch noch mal."
Einen Augenblick sehe ich Maura an, weiß, dass sie einen Witz macht und trotzdem antworte ich ganz ohne Nachdenken: „Okay."

„Im Ernst jetzt?“, Mauras Augen werden groß.
„Im Ernst“, erwidere ich und setze mich zu ihr aufs Bett.
Sie zuckt ein bisschen mit den Schultern, schüttelt den Kopf, hebt die Augenbrauen fragend und wiederholt dann etwas zerstreut:
„Im Ernst.“
„Im Ernst“, sage ich wieder und mache mich über ihren konfusen Blick lustig.
„Abgemacht“, nickt Maura.
„Jeden Morgen und nachmittags, die nächsten zwei Wochen.“
„Abgemacht“, nickt Maura ein zweites Mal.
Ich lächele und freue mich innerlich wie ein kleines Kind, dass gerade sein erstes Haustier bekommen hat. Bei einem Vater mit Tierhaarallergie hat es in meinem Leben diesen Moment nie gegeben. Überschwänglich werfe ich mich quietschend auf Maura und knutsche sie freundschaftlich und überglücklich ab, sie wehrt sich lachend und quiekt: „Du küsst ja nasser als mein Hund mich abschleckt.“

Wir schauen uns also Keinohrhasen an und futtern dabei selbst gemachtes Popcorn. Immer noch schleichen sich ganz automatische Gedanken ein, die mir zuflüstern, nachher unbedingt noch spazieren zu gehen oder doch zu erbrechen, *der Tag ist doch sooo gut gelaufen und jetzt fress ich schon wieder Popcorn!*
Als wäre mein Körper ein abgesonderter Teil von mir, flüstere ich dann in mich selbst hinein *ich vertraue dir* und nicke wie zu mir selbst *es ist schon okay so, keine Panik.*
Und alles andere schiebe ich von mir weg, konzentriere mich auf den Film – ich brauche nichts planen, mir jetzt nicht den Kopf zu zerbrechen, denn *es ist alles okay.* Und auch wenn ich mir das noch nicht so ganz glauben kann, überzeuge ich mich dazu. Das, was ich wirklich lernen muss, ist Gefühl. Im

wahrsten Sinne des Wortes *auf den Bauch hören,* anstatt seine Entscheidungen die ganze Zeit anzuzweifeln. Und auch wenn ich noch meistens gar nicht mehr sagen kann, was er jetzt von mir möchte, weil ich ihn in zehn miteinander streitenden Stimmen vergraben habe, versuche ich es doch wenigstens.
„Auuuuuuus!!“, ruft Maura bedauernd und kichert anschließend. Wir lassen uns lachend auf den Rücken fallen und sind die nächsten zwanzig Minuten in ein Gespräch über den Film verstrickt.
„Da gibt es doch die Stelle, an der Til sagt, dass er nicht versteht, dass alle immer wollen, dass andere sie glücklich machen. Und, dass man sich selbst glücklich machen sollte“, plappert Maura und spielt mit einem Schlüsselanhänger in ihrer Hand.
„Hmmm? Ah, ja“, erinnere ich mich und nicke.
„Ich denke, er hat recht“, sagt Maura und nickt ebenfalls, „ist das nicht eine ganze komplett falsche Lebenserwartung, die man da immer hat? So von wegen, dass einem das Glück zugeworfen wird, dass man ne Glückssträhne hat, dass es einem praktisch in den Schoß fällt und so weiter – als wäre das alles Zufall, als würde das sonst wer bestimmen, ob man nun ein glückliches Leben führt oder nicht.“
„Weißt du, was das Lustigste daran ist?“, frage ich und Maura schüttelt den Kopf. „Dass doch für jeden etwas anderes Glück ist. Das lässt sich ja nicht mal richtig definieren, weil sich jeder was Anderes darunter vorstellt. Für den einen ist es das größte Glück, der andere empfindet das als totales Pech und ärgert sich darüber.“
„He, dazu gibt es doch nen Spruch, wie hieß der doch gleich?“
„Spruch zu was?“
„Dass Glück kein Zufall ist, dass man das selber bestimmt oder so.“

„Meinst du, *jeder ist seines eigenen Glückes Schmied?*“
„Ah genau, so war das. Ja, der ist gut. Obwohl ich es blöd finde, dass man es gerade mit einem Schmied vergleicht. Wie wäre es mit: Jeder ist seines Glückes Schöpfer?“
„Das hört sich jetzt aber nach Bibel an“, antworte ich und Maura sagt lachend:
„Dann schlag was Besseres vor!“
„Äääähm. Jeder ist seines Glückes … Urheber?“
Maura fällt vor Lachen der Schlüsselanhänger aus der Hand und schlägt vor:
„Wie wär's mit Gründer?“
„Ich bin meines Glückes *Gründer?*“, frage ich entgeistert, während Maura sich schon quietschend am Boden kugelt und hinzufügt:
„Was ist mit Initiator?“, woraufhin sie wieder in lautes Gelächter ausbricht.
„Aber was Wahres ist an dem Spruch doch dran, findest du nicht?“, sagt sie bedächtig, als sie sich wieder beruhigt hat.
„Sicherlich“, antworte ich und:
„Warte, ich kenn noch einen: *Jeder ist so unglücklich, wie er es zu sein glaubt.* Von Seneca.“
„Cool, wo haste den denn her?“
„Keine Ahnung mehr“, erwidere ich wahrheitsgemäß und füge hinzu:
„Aber es stimmt doch, oder? Die ganze Zeit macht man sein Glück von irgendwem anderem abhängig. Zum Beispiel dem Wetter. Irgendwie fehlt einem immer noch was zum Glück, als wäre man die ganze Zeit auf der Suche und kommt nicht an. Als könnte man erst glücklich sein, wenn man noch dieses oder jenes besitzt oder dieses oder jenes so und so ist. Als wäre es falsch, jetzt in diesem Moment sagen zu dürfen: Ich bin glücklich. Und das nur, weil man noch irgendwas nicht hat

oder erreicht, oder frag mich nicht. Muss man echt erst DEN Typen finden, um glücklich zu sein? Oder zehn Kilo abnehmen? Oder zwei Millionen Euro auf dem Konto haben. Ach, das regt mich auf."

„Ja", flüstert Maura fast und ich merke, dass ich mit jedem Wort immer lauter geworden bin.

„Die ganze Zeit hofft man", sagt sie ruhig. „man hofft und hofft und hofft, aber man ist es doch nicht. Als gäbe es irgendwo einen Tag in der Zukunft, der das dann ist. Irgendein Punkt, an dem es sich ändert."

„Da fällt mir noch einer ein", werfe ich dazwischen und Maura schaut mich fragend an.

„Einen Spruch", beantworte ich die nicht gestellte Frage und ihre Lippen formen ein *Ach so.*

„Glück ist Selbstgenügsamkeit."

Maura sieht ein paar Augenblicke zum Fenster raus und meint dann: „Der Satz ist nicht nur wahr, sondern auch wunderschön."

***

Daheim angekommen setze ich mich sofort an meinen Schreibtisch und schreibe hektisch die paar Zeilen runter, die mir auf dem Heimweg durch den Kopf gegangen sind, um sie nicht doch noch zu vergessen:

Wäre es nicht viel einfacher, sein Glück von sich selbst abhängig zu machen? Man könnte ganz alleine bestimmen, ob man heute glücklich sein will oder nicht … man könnte? Man KANN!

Ob du glücklich bist oder nicht, entscheidest alleine du. Jeden Tag aufs Neue. Eine Anleitung zum Glücklichsein gibt es nicht, die bist DU nämlich SELBST.

Genüge dir selbst, finde darin dein Glück. Denn du bist dir selbst, – im

zweifeligsten Zweifelsfall – das Einzige, was dir bleibt.
Dein Glück bist du dir selbst.
Den Zettel vor mir liegend, googel ich mich anschließend ein wenig durch die Gegend, wie immer, wenn ich so ein bisschen zwischen Tür und Angel stehe, nichts zu tun weiß oder Fragen im Kopf habe, Assoziationen oder Ideen.
Ich stoße noch auf ein anderes Zitat:
Das Glück ist eine Frage des Willens. Ich bin das Ergebnis dessen, was ich mir ausgemalt und vorgestellt habe, was ich gewollt habe und was ich beschlossen habe zu sein. (Karl Lagerfeld)
Und schreibe es noch darunter auf meinen Zettel. Dann starre ich ihn eine Zeit lang unentschlossen an und frage mich, was ich mit diesem Gedankenfetzen jetzt tun soll.
Etwas ratlos lege ich ihn in die oberste Schreibtischschublade und schiebe die Entscheidung so noch ein wenig auf.

Kapitel 13

Am dunkelsten ist es vor der Dämmerung.

Ich laufe einen Weg entlang. Es ist noch richtig dunkel, die Bäume sind nicht mehr als Schemen, der Blick reicht immer nur für die nächsten Meter, bis er im Dunkel versiegt. Die Dämmerung braucht noch einige Momente, bevor sie sich bereit erklärt, die Situation aufzuhellen. Es ist leicht neblig, man erkennt es am Dunst im Licht der Straßenlaternen. Kurz bleibe ich stehen und lausche nach Geräuschen, doch außer Stille ist nichts zu vernehmen. Schließlich schiebe ich mir die Knöpfe meiner Kopfhörer tief in die Ohren und verlasse die Straße, verschwinde im Wald, renne los. Kein unkontrolliertes Davonrennen; ein gleichmäßiges Laufen, schwungvoll, energetisch und doch ruhig.
Die Musik ist so laut, dass ich mein eigenes Laufen nicht mehr höre, das Knirschen meiner Füße auf dem Kiesweg verebbt irgendwo auf dem Weg ins Innere meiner Ohren und wird durch rhythmische Klänge ersetzt, die es mir leicht machen gleichmäßig vorwärtszukommen, den Takt einzuhalten, konstant die Atemfrequenz zu beachten. Es passiert wie von alleine, man verschwendet kaum mehr Energie dafür, seinen Rhythmus zu halten, man schwebt beinahe selbstlos im Gleichmaß vorwärts, ohne dass es weiter eine Eigeninitiative dafür benötigen würde.
Heute suche ich vergebens nach diesem Zustand. *Vielleicht ist es nur die fehlende Übung, ich jogge einfach zu selten,* stöbere ich anhand meines Verstandes nach Ausreden, während mein Kopf langsam rot anläuft, weil ich mit Atmen nicht mehr hinterherkomme und keine ausreichende Stetigkeit entwickeln kann. Meine Füße stolpern mehr, als dass sie schweben und meinen

Blick auf das Display gerichtet, klicke ich alle zehn Sekunden nach einem neuen Lied, weil heute keines rhythmisch genug ist. Ich habe nicht das Gefühl anständig vorwärtszukommen, torkele nur so in der Finsternis ein wenig umher und ärgere mich über die fehlende Laufharmonie. Nach Sauerstoff ringend, gehen meine Gedanken schon wieder auf Reisen, während ich mit der körperlichen Anstrengung zu kämpfen habe. Die Frustration über meinen mangelnden Elan legt sich über meine Leistungsfähigkeit wie ein Schatten, was mich noch mehr frustriert. *Das macht keinen Spaß*, flüstert jemand verdrossen und schmälert so eindringlich meinen ohnehin schon zweifelnden Willen nach der Sinnigkeit im Einfach-So-Rennen. *Es ist gesund*, hält mein Verstand eisern dagegen. *Es macht schlank und fit und glücklich.*

Die Dämmerung lässt auf sich warten, es ist immer noch stockdunkel und ohne eine einzige Straßenlaterne, dafür voller verdunkelter Umrisse und gerade der finstere Himmel ist noch das Hellste, das man irgendwie ausmachen kann. *Fit, schlank, gesund,* wiederhole ich nachdrücklich und appelliere an meine Kondition. *Aber glücklich?,* wiederholt wer anders fast spöttisch und vor meinen Augen erscheint mein eigenes japsendes Abbild, das verzweifelt versucht, die vorgenommene Route komplett durchzujoggen. *Lüg doch nicht, du bist doch nicht glücklich,* lässt dieser jemand nicht locker und macht sich nun sichtlich über mich lustig.

Verzweifelt versuche ich denjenigen zu ignorieren, aber es ist fast, als gäbe gerade mein strauchelnder Körper ihm recht. Vergrämt schnappe ich nach Sauerstoff, versuche tief zu atmen, doch es reicht nicht aus und ich bekomme pochendes Seitenstechen. Widerwillig ignoriere ich auch das, zwicke mir mit der Hand in die Seite, um den Schmerz zu lindern, was nicht funktioniert. Es ist eisig kalt, meine Hände, Ohren und

Füße spüre ich kaum mehr, mein restlicher Körper stattdessen ist überhitzt.

Ach, das ist doch bescheuert!, sage ich laut und lasse mich schließlich kraftlos auf den Boden fallen, als hätte man den Badewannenstöpsel gezogen und mit einem einzigen versickernden Geräusch ist alle Energie aus mir gewichen. Träge bleibe ich zusammengesunken sitzen und kühle mit meinen kalten Händen von der eisigen Luft mein rot glühendes Gesicht.

Je länger ich sitzen bleibe, desto weniger Lust habe ich wieder aufzustehen. Man hängt so seinen Gedanken nach und hofft, in ihnen irgendwo eine neue Eindringlichkeit zu finden, Restreserve, Entschlossenheit, Bemühung, Bestimmtheit – einfach jegliche Art von Energie, die einen dazu veranlasst, wieder aufzustehen und loszulaufen. Unstet schweifen die Denkinhalte umher, ohne mir so etwas wie einen neuen Antrieb zu verschaffen.

Plötzlich weicht meiner Resignation einer Angst, weil ich dennoch nichts finden kann. Mir fallen unzählige Dinge ein, die es definitiv WERT wären, wieder aufzustehen, doch es verbleibt die verdammte Frage, ob es sich denn auch tatsächlich LOHNEN würde? Ein schaler Beigeschmack, der spottend auf meiner Nase tanzt und grienend fragt. *Und, macht's dich glücklich? Vermag's dich schlank und fit und gesund zu machen, aber macht's dich glücklich?*

Bin ich einfach zu faul und disziplinlos?, frage ich leise und geknickt zurück, mit hängendem Kopf und einem schuldbewussten Blick. Würde ich all diese Energie, die ich in meine Gedanken stecke; alle Energie, die ich in Bulimie stecke, stattdessen in die Schule stecken, könnte ich ein verdammt gutes Abitur machen. *Und macht's dich glücklich?*, echot die Spöttelei ein ums andere Mal und drängt mich mit ihrer argumentativ schlagenden Nicht-Argumentation in die Ecke, grinst und grinst und grinst mich überheblich an und bringt mich damit zum Weinen. Ein Blick nach rechts, ein Blick nach links, aber egal wie lange oder wohin man rennt, ich werde keinen Raum finden, in dem ich mich davor verstecken kann.

Bitte lass mich in Ruhe, flehe ich leise, aber wie soll man sich selbst in Ruhe lassen?

Komm schon, hör endlich auf zu rennen, haucht der Spott so leise, dass er fast freundlich klingt.

Aber ich renne doch gar nicht mehr. Meine verbal in die Ecke gedrängte Stimme zittert.

Doch, du rennst! Du rennst seit Jahren! Und da ist er wieder, der blanke Hohn, der mich schonungslos ohrfeigt, weil er nichts als die Wahrheit gelten lässt. Vergebens suche ich nach dem Mauseloch, indem ich mich verstecken kann, einer Argumentation, die mich schlüssig klingen lässt, einem Rettungsboot, das mich aus der Situation rausholt, einfach rausholt.

Du rennst ja immer noch, nicht mal jetzt hörst du damit auf! Hör auf damit!, poltert jetzt Zorn und stellt sich mit in die Hüften gestemmten Händen neben den Spott und sieht mit funkelnden Augen auf mich herab, am Boden zusammengekauert und hilflos.

Meine Hände sind von meinem heißen Gesicht warm geworden und können es nicht mehr kühlen, doch ich lasse sie schützend an meinen Wangen liegen, als hätte ich Angst, wieder geohrfeigt zu werden. *Zu Recht* spöttelt da wieder der Spott und ich muss erkennen, dass nicht mal mehr meine Gedanken sicher sind. Die Angst setzt sich zu mir und hebt beschwichtigend ihre Arme, aber sie hat in dieser Diskussion kein Gewicht.

Es ist so dunkel, sage ich nur, um irgendwas zu sagen. Der Zorn verdreht die Augen und sagt kopfschüttelnd: *Du bist so dumm.*

Ich fühle mich beleidigt, habe das Gefühl eine Entschuldigung einfordern zu müssen, mich in irgendeiner Form zu verteidigen oder ihn wenigstens auch zu beleidigen, aber ich halte den Mund.

Eine Weile schweigen alle, die Dunkelheit schnürt mir langsam die Kehle zu, die Stille macht mich taub und die Frustration weicht etwas anderem, aber mir fällt der Name dafür nicht ein.

Nein, es macht mich nicht glücklich, schluchze ich nach noch einer Weile ergeben und erdrückt und endlich verraucht der Zorn und der Spott setzt sich neben mich und legt seinen Arm tröstlich um meine Schultern, wie ein Freund.

Welcher Idiot geht schon morgens, wenn's noch dunkel ist, joggen? Vorsatz hin oder her, was bringt es mir schon eine zwar durchtrainierte, dünne Tussi zu sein – habe ich jemals wirklich gedacht, dass mir das irgendwas bringt? Wenn das wirklich das einzige Ziel ist, dass man hat … nein, ich meine – ich labere schon wieder. Ich rede schon wieder irgendeinen bedeutungslosen Kram, der nichts mit der Sache zu tun hat. Die ganze Zeit verstricke ich mich in irgendwelchen trivialen Erklärungen, Muster, Ausreden, Laberei, Gerede, Rumgetue und verdammt, ich habe keine Lust mehr joggen zu gehen, nur weil irgendwer behauptet, das ist gesund. Wenn ich Bock habe, Sport zu machen, dann werd ich das schon. Verflucht – was ist nur los mit mir? Den ganzen Tag verschwende ich mich mit Nebensächlichkeit, mit sollte *und* müsste *und* wäre sinnvoll *und zehntausend scheinheilige Gründe später hat sich immer noch nichts geändert und ich weiß nicht, was ich tun soll. Und es ist verdammt noch mal immer noch scheiß dunkel hier, warum ist es immer dunkel, verdammt.*

Ich habe gar nicht gemerkt, wie ich begonnen habe, wild mit den Armen zu fuchteln, um meine wirren Worte mit Gesten zu untermalen, wie ich fluche und ohne erkennbaren Hintergrund verstörte Worte aneinanderreihe und was auch immer dabei herauskommt. Doch der Spott scheint besänftigt, liebevoll streicht er mir die verwirrten Tränen aus dem Gesicht und wird ganz ohne, dass ich es merke, ein liebender Teil von mir, jemand, der mir zur Seite steht, wie die Freundlichkeit, der mich im Arm hält und mir hilft und der aufsteht und mich ohrfeigt, wenn ich es brauche, um zu kapieren, dass ich wegrenne, versteckt hinter zehntausend scheinheiligen Gründen, die genauso scheinheilig sind, wie sie beschrieben werden. Und der Spott sagt ganz ohne Spott in seiner Stimme: *Finde heraus, was dich glücklich macht. Hör auf, dieses Bedürfnis zu begraben oder es gegen eine Scheinheiligkeit austauschen zu wollen. Finde es heraus und halt dich daran fest, es gibt unzählig viele Begebenheiten, die das Leben lebenswert machen.*

Ich nicke stumm und antworte dann: *Ich weiß doch, dass die Welt schön ist. Nur manchmal ist es so schwer, dass ich das Gefühl habe, es lohnt sich doch nicht.*

Der Spott hört geduldig zu und wiederholt sich so lieblich, dass es sich anfühlt, als würde er mich küssen. *Finde heraus, was dich glücklich macht und halt dich daran fest. Und ich verspreche dir, Hoffnung und Gewissheit werden dir zur Hilfe kommen – und dann wird auch endlich die Dämmerung einsetzen.*

Wieder nicke ich und schlucke schon wieder zittrig und versuche neue Tränen zu verbergen, doch diesmal nicht aus Angst oder Verzweiflung, sondern weil mir der Spott so viel Zuversicht schenkt.

Auch wenn du es dir vielleicht jetzt gerade nicht vorstellen kannst, auch wenn im Moment alles noch so dunkel und finster ist, ich verspreche dir, dass wenn du nur aufhörst wegzulaufen, der Tag kommen wird, an dem du nicht nur wieder widerwillig aufstehen wirst, weil du dich dazu zwingst, sondern du mit beiden Beinen gleichzeitig aufspringst, glücklich und weil du es willst.

Getröstet liege ich in den Armen meines Freundes und kann nicht anders, als ihm zu glauben, weil er es mit solcher Inbrünstigkeit sagt, als wäre alles in ihm davon überzeugt, als glaube er das nicht nur, sondern als wisse er das.

Hoffnung und Gewissheit, beide werden für dich da sein.

Woher weißt du das?, frage ich den Spott.

Weil sie immer schon da sind, du lässt es nur nicht zu, weil du nicht an sie glaubst.

Ich nicke einsichtig und wiederhole seine Worte.

Und auch ich bin immer da – sobald du mich brauchst, werde ich da sein lächelt der Spott und ich finde in seinem Blick schon fast wieder einen leichten Spott, aber einen liebevollen, behütenden, kümmernden.

Geh nicht weg, flehe ich, als ich ahne, dass nun schon alles gesagt sein könnte. *Ich brauche dich!*

Wenn du mich brauchst, werde ich da sein. Versprochen.

Geh nicht weg!, fordere ich nun regelrecht, weil mein Flehen nicht auszureichen scheint.

Wenn du mich brauchst, werde ich da sein.

GEH NICHT WEG!

Ich verspreche es dir.

BITTE! BITTE! BITTE BLEIB HIER!

Finde heraus, was dich glücklich macht.

BITTE! GEH NICHT WEG, BLEIB HIER!!

Und wenn du es nur endlich zulässt, dann werden Hoffnung und Gewissheit dich stets begleiten.

BLEIB DA! BITTE! DU DARFST NICHT WEGGEHEN! BITTE!! BITTTEE!!!

„WAAAAAAAAAHH!!“, und dann sitze ich kerzengerade und verschwitzt in meinem Bett und starre in die Dunkelheit. Einen Moment lang bleibe ich still sitzen und warte in einem elendigen Dämmerzustand darauf, dass sich Traum und Wirklichkeit voneinander trennen und meine Augen sich an das

Dunkel im Zimmer gewöhnen. Nebenan höre ich etwas poltern, meine Türe wird aufgerissen und Jelly ruft empört und verschlafen zugleich:
„Sag mal, bist du bescheuert oder was?!“
Ich drehe mich zu ihr um, aber es ist zu dunkel, als dass ich ihren Gesichtsausdruck erkennen könnte.
„Alles okay, danke der Nachfrage“, antworte ich seelenruhig und spüre ein langsames Zurückkehren der Sinne. Mit einem grummelnden Murmeln schlägt Jelly die Tür wieder zu und hüllt mich in Stille. Immer noch verwirrt taste ich nach meinem Wecker und drücke auf einen beliebigen Knopf, damit das Licht vom Display aufleuchtet und ich die Uhrzeit ablesen kann. *Fast sieben,* denke ich, *welchen Tag haben wir heute?* Nach einigem Nachrechnen komme ich auf Sonntag, und als ich mich gerade frage, ob ich noch mal einschlafen könnte, fällt mir unwillkürlich ein, dass es bald hell wird.
Gähnend knipse ich ein Licht an, der Kopf ist jetzt schon wieder viel zu voll, als dass ich noch mal einschlafen könnte. Kurz überlege ich, was ich jetzt tun könnte, aber mir fällt nichts Richtiges ein und so setze ich mich nur an meinen Schreibtisch und schaue ein bisschen herum, öffne die erste Schublade und hoffe, Beschäftigung zu finden. Mir fällt ein Zettel ins Auge, und als ich ihn umdrehe, steht darauf der Text über das Glücklichsein, den ich gestern zusammengeschrieben habe, als ich nach Hause gekommen bin. Schmunzelnd lese ich ihn mir noch mal durch und füge im Geiste Schritt für Schritt meinen Traum wieder zusammen und entscheide mich, ihn aufzuschreiben, zumindest versuche ich es.
Während des Schreibens kommt mir eine Idee und ich krame nach einem leeren Ordner und Klarsichtfolien. In meiner Schublade finde ich außerdem noch meine Kritzelei mit den fünf Punkten, die ich mal aufgeschrieben habe und den *Stell-*

dir-vor-du-stirbst-Text, daneben eine ausgedruckte Seite mit der einen Antwort aus einem Forum, in der jemand zur Frage *Warum gerade Bulimie?* geantwortet hatte. Und es finden sich noch mehr Kleinigkeiten, Zettel, auf denen nur ein Zitat steht oder ein Spruch – und alles hefte ich in den Ordner ein. Letztlich hole ich auch noch aus den Strümpfen den Schlüssel für die andere Schublade und ziehe die Zusammenstellung von *Folgen von Bulimie* heraus und ordne sie auch ein.
Als ich damit fertig bin und zufrieden den Ordner durchblättere, sehe ich nach draußen und mir fällt erst jetzt auf, dass es hell geworden ist. Noch nicht ganz Tag, aber Nacht auch nicht mehr. Ich mache das Fenster auf und atme ein wenig von der eisigen Luft, dann klingele ich Maura mit dem Handy aus dem Bett und frage, ob ich mir Fritzi ausleihen könnte.
Und ja, das macht mich jetzt gerade glücklich, flüstere ich mir selbst zu und freue mich darüber.

***

Beeindruckt klicke ich mich durch zig verschiedene Lieder und lese mir die Bandbiografie von *Cinema Bizarre* durch.
Und dann finde ich dieses eine Lied von ihnen – und alles, was mir auf die Schnelle dazu einfällt, ist, dass ich es aufschreiben will. Ich kürze es ein bisschen, schreibe mir die liebsten Zeilen raus und höre das Lied in Dauerschleife.

In your cage

In your cage, you're one the rule the game
here you feel save, but no one's gonna call your name
You're a slave, life is more than what your eyes can see
You've got to wake up and make a change

In your cage, you're a slave
You've got to speak your mind
In your cage, your own slave
You've got to leave the slave behind

In your cage, no one's gonna question your claims
If you want change, you have to play on higher stakes
This life is yours, don't sell your freedom for security
Open your door, you just need to turn the key
Cause no one's gonna live your life for you
(In your cage – von Cinema Bizarre)

Das leicht träge Fragen nach einer Tätigkeit schleicht sich ein. Es ist ein unausgesprochenes Zanken zwischen zwei fraglichen Gefühlsverhalten, weil man selber gar nicht mehr so genau weiß, was man eigentlich will. Einerseits Tatendrang, das Bestreben, etwas Sinnvolles mit sich anzustellen. Und dann denkt man doch nur wieder, dass man Lust hat, nur ein wenig mit der Zeit zu fließen, ohne groß Gedanken daran zu verschwenden. Den Kopf eine Zeit lang ausschalten, entspannen, die Welt nur Welt sein lassen und in einer Art Ruhezustand zu verharren.

Mit Ruhezustand ist meist auch ein schlechtes Gewissen verbunden, denn eine hinterhältige Stimme flüstert mir, dass ich gefälligst Leistung zu bringen habe. Und während sich diese Schere öffnet, in der es immer klarer scheint, dass man jetzt keine Lust auf nichts hat und sich gleichzeitig zu irgendwas Produktiven gezwungen fühlt, wird der Spagat zwischen beidem beschwerlicher – bis man sich schließlich zu keinem richtig entscheidet und stattdessen zwischen den beiden geöffneten Scherenschenkeln hindurchrutscht und ins imaginäre Loch fällt.

Bulimie ist auch Entscheidungslosigkeit. Und genau so lange sitzt man auch im eigenen Käfig.
Wenn man sich irgendwann abgewöhnt hat auch nach seinem Gefühl zu handeln und zu tun, *wonach einem der Sinn steht,* verliert man diese Intuition eines Tages. Ich habe einen Kopf voller selbst auferlegter Regeln, in denen kein *mach, was du willst, weil es gerade Spaß macht* drin vorkommt. Neben aller Ordnung, die ich schaffen muss, gilt es also auch das Gegenteil zu tun: *Loslassen.* Zulassen. Tun, wonach einem der Sinn steht. Dem Bauchgefühl vertrauen – egal, ob es dabei um die Frage des körperlichen Hungers geht oder seelischer Befriedigung. Und das muss ich erst wieder lernen.
Ich weiß recht gut, was es bedeutet, *ausgefüllt* zu sein, ob das nun Essen in meinem Magen ist oder erzwungene Tätigkeiten, denen ich nachgehe oder angefressenes Wissen, dass ich hinterher auf Klausurpapiere erbrechen soll – *Ausfüllung* kenne ich, ein bekanntes Muster. Das zwar *voll* macht, aber und neben mir sitzt mein Freund Spott, der mir freundlich zunickt, nicht glücklich. Nicht *er*füllt. Nur *aus*gefüllt. Wie erreicht man den Punkt, an dem es sich die Waage hält, die Balance, die man ertragen kann, ohne sich nur die ganze Zeit zu wünschen, man wäre leer – in jeglicher Hinsicht.
Und die einzige schlussfolgernde Frage wäre – was erfüllt einen auf diese eine Art und Weise, ohne einen nur auszufüllen?

Leben ist subjektiv. Schreibe ich auf ein neues Blatt Papier und starre die Worte eine Weile an. Aber weiter komme ich nicht. Letztlich fällt mir nur eine einzige Methode ein, herauszufinden, was mich glücklich und ausgeglichen machen könnte: *Ausprobieren.*

Ich halte mich fest, jeder hält sich irgendwo fest. Und eigentlich sollte man sich doch vor allem an sich fest selbst halten können. Noch kann ich dieses Gleichgewicht nur schlecht halten, ich will weglaufen, kotzen.

Man lernt sich nach einer gewissen Zeit recht gut einzuschätzen. Wenn man aufmerksam ist, erkennt man den gefährlichen Punkt, an dem die Wellen wieder zu nah ans sichere Ufer schwappen, immer früher. Und man kann ausweichen, zurückweichen. Und die Ausgeglichenheit wiederfinden, die *erfüllte* Ausgeglichenheit. Das ist nur Übung und der Tick Geschick, den auch der größte Trampel aufbringen kann; es ist nur Aufmerksamkeit, Beobachtung. Und dann kann man lernen, dem auszuweichen, wenn man weiß, wann die Flut kommt.

Anfangs braucht es mehr Anstrengung. Und manchmal fühlt es sich an, als würde es einen umbringen. Helfen wird die Gewissheit, die Hoffnung. Die gewissenhafte Hoffnung. Man muss nur lernen, sie zuzulassen.
Und wenn du es nur endlich zulässt, dann werden Hoffnung und Gewissheit dich stets begleite, schreibe ich auf und schreibe mit einem Lächeln auf den Lippen dahinter in Klammern *der Spott*, um ihn als Urheber der Zeile zu kennzeichnen. Und darunter schreibe ich: *Sie sind nur nicht da, wenn und weil ich nicht an sie glaube.*

Auf jeden Regen folgt mal Sonnenschein.
Auf und ab, ein ewiger Kreislauf. Aber genau der kann Hoffnung verleihen.
Und im Nachhinein bin ich doch immer wieder froh gewesen,

doch noch am Leben gewesen zu sein und das Ein oder Andere noch miterlebt haben zu dürfen.

Auch auf jede noch so dunkle Nacht folgt einmal die Dämmerung.

Kapitel 14

Habe den Mut zu glauben.

Einen Fuß vor den anderen setzen, Schritt für Schritt. Auch die längste Reise beginnt mit dem ersten Schritt. Und dann kommt der nächste und der nächste und der nächste. Aber nie fünf auf einmal. Ich muss nicht rennen, ich darf gemütlich laufen und mir dabei die Gegend ansehen und mich darüber freuen. Es geht nicht darum, als Erster anzukommen. Gewonnen hat der, der am Ende das Meiste mitnehmen konnte, im liebenden Herzen und der freundlichen Erinnerung.

Auch ich muss mich nicht heute ein für alle Mal dafür entscheiden, nie *nie nie* wieder auch nur einen einzigen Bissen zu viel zu essen und kein einziges Mal mehr was selbst induziert zu erbrechen. Das verlangt keiner, das hat keiner zu verlangen und ich selbst schon gar nicht.

Wenn ich es wieder mal nicht schaffe und die Sucht überhand nimmt, tut sie das halt. Und dann stehe ich auf und mache genauso weiter, wie bisher. Ich brauche keine Angst zu haben, denn ich kann immer und immer wieder aufstehen, und wenn ich tausendmal hinfallen muss, um zu lernen, wie man läuft, dann ist das eben so. Es gibt weder ein Wettrennen noch ein Ziel. Nur einen Weg.

Und ich darf mich vor jedem Schritt neu für ihn entscheiden. Nur, weil ich es gestern geschafft habe, heißt das nicht, dass ich es heute muss. Ich darf versagen, jawohl. Ich darf auf die Schnauze fallen und das so viel ich will und muss mir keinen einzigen Vorwurf dabei machen. Versagen ist erlaubt, Hinfallen ist erlaubt, Fehler machen ist erlaubt. *You're the one to rule the game.*

Jedes Mal neu entscheiden. Für den Moment entscheiden, niemals für die Ewigkeit. *Morgen ändere ich alles* gibt es nicht, gab es nie. Es gibt immer nur Schritt für Schritt und Stehen bleiben ist erlaubt, hinsetzen, warten, eine Pause machen.
Ich muss nicht morgens wissen, was ich abends esse. Ich brauch mir nicht schon für die nächste Woche einen Essensplan erstellen. Wenn ich Hunger bekomme, gehe ich in die Küche und sehe, was da ist und auf was ich Lust habe. Und ich darf mich entscheiden, für was ich will. Genau in dem Moment, nicht davor oder danach – nur *jetzt*. Da gibt es keine große Panikmache, kein *das wäre sinnvoll,* da gibt es nur: *Darauf habe ich jetzt Lust!* Und fertig.
Aufhören Regeln zu machen, zwanghaft zu kontrollieren. Letztlich lässt es sich doch sowieso nicht genau vorherbestimmen, was der Körper mit der Nahrung genau anstellt, welcher Teil davon am Körper bleibt, welcher verfällt, genutzt wird oder was genau damit passiert. Und egal, wie genau man das studieren mag – wenn man seinen Teller Nudeln aufgegessen hat, weiß man trotzdem noch nicht, was genau mit welcher Nudel passiert. Am Ende bleibt nur das Vertrauen in den Körper. In sich selbst. *You've got to leave the slave behind.*
Übung. Vertrauen in den Körper ist erlernbar – man muss nur das bisschen Mut aufbringen, um damit zu beginnen. Und alle Kontrolle stattdessen über Bord werfen; beginnend mit jeder Waage, die man finden kann.
Das ist, wie einen neuen Freund kennenzulernen. Wenn man jemanden näher kommen möchte, muss man sich auf ihn einlassen und beginnen zu vertrauen. Und es geht. Wenn man sich darauf einlässt und es ausprobiert. Nicht, nach der ersten Niederlage wieder umdrehen. Und wenn ich es brauche, bleibe ich am Boden sitzen und pausiere eine Weile, aber dann stehe ich wieder auf und versuche es erneut und entscheide mich

immer wieder neu nur für einen nächsten Schritt und nichts sonst. Es gehört Mut dazu, denn es gibt immer ein Risiko, egal was man tut. Man geht immer ein Risiko ein, auf die eine oder andere Weise. Und wenn man nur beginnen würde, diesen Mut, das Risiko auf sich zu nehmen, in eine andere Richtung zu lenken; in eine ungewohnte, neue, wahrscheinlich Angst machende – dann hat man zumindest *die Chance* auf eine *positive Veränderung.* Angst haben ist erlaubt. Mut bedeutet auch nicht, dass man keine Angst haben darf, sondern, dass man es trotzdem tut. Oder gerade deswegen. *If you want change, you have to play on higher stakes.*

Jetzt sind es schon zwei Wochen, zwei elendig lange Wochen, zwei anstrengende Wochen und fünfmal bin ich hingefallen und fast jeden Tag hatte ich das drängende Bedürfnis, alles hinzuschmeißen und so weiterzumachen, wie bisher. Wie gewohnt. Das kenne ich, dem vertraue ich. Scheiß doch auf das Risiko, das ich eingehe, scheiß doch auf alles, das ich zerstöre. Und immer dann flüsterte mir eine leise Stimme spöttisch ins Ohr: *Der Mensch ist ein Gewohnheitstier.*
Und ich antwortete bald schon: *Das ist auch in Ordnung, solange man jederzeit in der Lage ist, diese Gewohnheit auch wieder zu ändern.*
Jeder braucht eine innere Sicherheit, ein hoffnungsschenkendes Wissen im Innern, dass alles gut ist. Ich muss noch lernen, mir das wirklich selbst geben zu können. Aber ich werde es.
Aber so sehr sich meine Scheinsicherheit auch an die Bulimie klammert, weiß ich, dass es keine echte ist. Und auch, wenn ich es jetzt noch nicht so ganz nachfühlen kann, dass es mir ohne besser geht; dass ich jetzt noch keine Ahnung habe, wie das sein sollte, wenn ich echt mal behaupten sollte: *Yey, ich bin seit einem Jahr kotzfrei*, auch wenn sich jetzt noch alles daran festklammern will; kann ich mir sagen, dass es gut sein wird.

Dass ich mir jetzt noch keine Gedanken darüber machen brauche, sondern mich in seliger Gewissheit daran festhalten darf, dass es wird, wie es eben wird und dass das auch okay so ist.

*Der chronisch Suchende fürchtet nichts so sehr wie das Such*ende. *(Andreas Tenzer).*

Ich suche nicht mehr krankhaft. Versuche mit aller Macht irgendetwas in Etwas zu sehen, wo doch nichts ist. Ich versuche *zu sein.* Es bringt nichts, mich mit aller Macht dazuzuzwingen in jeglicher Form irgendwie etwas *Sinnvolles* und *Produktives* zu tun, wenn ich doch noch gar nicht so richtig herausgefunden habe, was Produktivität bedeutet – *für mich. Leben ist subjektiv.* Und ich könnte es noch tausendmal wiederholen. Leben ist subjektiv – es geht nicht darum etwas zu tun, was jemand anderes als sinnvoll oder gut genutzte Zeit empfindet, es geht nicht darum, mich mit so viel Wissen wie möglich auszufüllen oder nach etwas zu streben, was irgendeine kompromisslose Allgemeinheit, irgendeine blöde Norm, irgendeine verbohrte Gesellschaft, irgendein Irgendjemand als sinnig und erstrebenswert erachtet. Das ist alles egal.

Finde heraus, was dich glücklich macht.

Ausprobieren, ich möchte ausprobieren. Und dann wird es mir eines Tages wie Schuppen von den Augen fallen oder auch nicht, aber es wird schon, wie es wird; ich brauche mir keine Sorgen darum zu machen.

Ich suche auch nicht mehr verbissen nach meiner eigenen Persönlichkeit. *Ich bin, wie ich bin, und werde sein, wie ich sein werde.* Und das genügt. Genügt vollkommen. Ich *bin* einfach mal. Wie Tante Leara, die so sein möchte, dass sie sich selbst Sicherheit und Gewissheit geben, in ihr selbst ruhen kann und doch gleichzeitig immer wieder was Neues entdecken und sich weiterentwickeln, wenn sie es möchte. Ohne Zwang, ohne

Muss. Und auch ich habe Lust mich zu entwickeln, losgelöst von allem, wie es sein sollte oder müsste.

Vor ein paar Tagen war Weihnachten, morgen ist schon wieder Silvester. Mittlerweile bin ich es leid, mir jedes Jahr neue Vorsätze zu machen und auf den *perfekten Neustart* zu warten, weil im neuen Jahr alles besser wird. Dieses immer neue Vornehmen von Komplett-Rundumerneuerungen, völliger Schwachsinn. Ich brauche kein besonderes Datum, muss nicht auf nächstes Wochenende warten oder meinen Geburtstag, damit sich etwas ändern kann. Und ein *noch mal neu* gibt es sowieso nicht. Es ist ein Prozess, *over and over again.* Und der Tag des großen Änderns wird nicht kommen, nur Schritt für Schritt bewege ich mich vorwärts. Und das Wichtigste ist wohl, sich endlich einzugestehen, dass man *in der Zukunft* nichts ändern kann – sondern immer nur *jetzt*. Es gibt kein morgen, es gibt immer nur heute.

Und jetzt pfeife ich nach Fritzi, der mir inzwischen aufs Wort folgt, sich mehr freut denn je, wenn ich vorbeikomme und ihn und manchmal auch noch Maura abhole und durch die Gegend ziehe. Ich weiß nicht, was dieser Hund mit mir gemacht hat, aber er ist Hoffnung. Und wenn die Zeit wieder kriecht, wie zäher Schlamm und ich darin versinke, habe ich etwas, dass Kraft gibt.
Um wirklich differenzieren zu lernen, was mir gut tut und was nicht, werde ich wohl noch eine Weile brauchen, aber auch das, wie alles, wird jeden Tag ein klein wenig einfacher.
So sehr ich meine Strukturen durchbreche und durcheinander werfe und jede noch so kleine Gewohnheit auf dem Prüfstand steht, halte ich mich auch an Neuen fest. In meinem Ordner finden sich mit der Zeit immer neue Notfallmaßnahmen,

kleine Änderungen, die mich nicht einschränken, sondern nur (noch) brenzlige Situationen geschickt zu umgehen wissen.
Ich muss nicht auf den Tag warten, an dem ich ein Superdünni bin, um leben zu dürfen … nur, um herauszufinden, dass es ohnehin ein Trugschluss ist. Vielleicht dämmert es noch, dass das was ich jetzt bin, eben das ist, was ich bin – und es nichts Schöneres gibt, als mich genau in diesem Jetzt zum eigenen Freund zu nehmen und nicht auf eine Illusion zu warten, die nichts mehr als eine Illusion ist. *Leben ist Zeichen ohne Radiergummi* – und wird es immer bleiben. Dann höre ich auf, nur noch danach zu streben, am Ende das makelloseste Bild zu haben und kann einsehen, dass dieses Bild gerade deswegen schön ist, weil es eine Einzigartigkeit innehat.

Fritzi kommt freudig angehüpft und schnappt mit dem Maul nach sanft fallenden, bauschigen Schneeflocken.
Auf sich selbst beruhen … wissen, dass egal, was auch kommen wird – man wird sich damit auseinandersetzen können, damit umgehen; es gibt nichts, wovor man Angst haben muss. Es wird schon kommen, wie es kommen wird. Die Kunst, wirklich zu leben und nicht nur zu existieren.
Und ich konzentriere mich nicht darauf auf Biegen und Brechen *gesund zu werden*, sondern versuche nur *jetzt zu sein* und kleine Schritte zu tun. Wenn man den ersten Schritt getan hat, den Schneeball angeschubst und ins Rollen gebracht – rollt er beinahe von alleine weiter, jeden Tag ein bisschen selbstständiger. Das, was ich dabei übernehme, ist vor allem die Bereitschaft, wieder am Leben teilzunehmen, ohne das Hintertürchen, von dem ich denke, ich könnte tatsächlich entkommen.

Aus einer Laune heraus, schnappe ich einen Stock und renne rufend davon, Fritzi springt mir sofort begeistert hinterher,

holt mich in nicht mal einer Sekunde ein und wirft mich fast um. Instinktiv schleudere ich den Stock so weit wie möglich von mir fort und der gepunktete Hund schießt ihm freudig bellend wie eine Kanonenkugel hinterher.
Mir kommt eine Melodie in den Kopf, ich beginne leise vor mich hinzusummen, bis mir der Text wieder einfällt und ich leise vor mich hinmurmele:
Wir könnten fliegen, doch wir fliegen nicht, denn wir sehen unsere Flügel nicht …; (Engelsblut – Flügeltier)
Oft frage ich mich, ob ich denn jemals wieder *normal* und bedenkenlos essen könnte. Und gestern ist mir wieder aufgefallen, dass ich schon aufgehört habe, Kalorien zu zählen. Grob überschlage ich sie noch, keine Gewohnheit verpufft schließlich so nebenbei im Nichts. Aber ich habe aufgehört mich so sehr darauf zu fokussieren, der Raum in meinem Kopf füllt sich wieder mit anderen Dingen, mit Ideen oder Träumen. Und, auch wenn ich es mir jetzt, wie fast alles, noch nicht vorstellen kann: Ich glaube daran. Und das ist alles, was zählt.

Den Stock im Maul kommt Fritzi wieder auf mich zugesprungen. Ich recke meine Nase in die Luft und atme Schneeflocken, die Welt ist weiß gepunktet.
So viel verschwendete Zeit schleicht es sich manchmal in meinen Kopf ein. Allein die Zeit, die ich das letzte Jahr mit Erbrechen verbracht habe, ist horrend – aber wenn ich die Zeit, die ich mit dem alleinigen Gedanken daran verbracht habe, zusammenrechne und als *nicht anwesend gewesen* betiteln würde, wäre ich das komplette Jahr nicht da gewesen. Man könnte es praktisch einfach rausstreichen.
Aber das ist ein Trugschluss, sagt wer und ich kann ihm zustimmen. Es sind ein paar kritische, meinetwegen pechschwarze und obskure Linien auf meinem Lebensbild dazugemalt

worden, aber egal wie destruktiv sie auch erscheinen mögen, sie waren dennoch nicht umsonst. Sondern stattdessen Augen öffnend, wie einleuchtend, obwohl alles noch so dunkel erschien.

Krankheit ist blockierte Energie (Andreas Tenzer), geht mir der Satz durch den Kopf. Bulimie ist auf den Boden setzen und warten, Stillstand. Ausruhen, Pause machen vom Leben, weil es überrumpelnd und überfordernd ist und man keinen klaren Gedanken mehr fassen konnte. Dass diese Pause nichts Erholsames hatte, sondern mehr Zerstörerisches, hilft dabei nur, sie besser zu verstehen. Man strauchelt, man fällt, man rappelt sich wieder auf die Beine und fällt so lange wieder erneut, bis man es verstanden hat. Bis man wieder eine grobe Vorstellung gewinnt, die Wirrungen zu entwirren beginnt.

Nein, irgendwie scheue ich mich nur wenig davor *Danke, Bulimie* zu sagen, wie verquer es sich auch anhört. Sie reißt einen nieder und zwingt förmlich zum Denken. Ein selbstherbeigeführter Krankheitszustand, denn wer schafft es anfangs schon sich bewusst auf den Boden zu setzen und zu sagen: *Ich kann nicht mehr*? Manchmal braucht es einen Stoppschalter, ein lautes hilfloses Kreischen der Seele, das einen ins eigene Meer schmeißt und dort fast ertrinken lässt, damit man seinen falschen Stolz endlich beiseitelegt und zuallererst wenigstens einmal sich selbst um Hilfe zu bitten vermag.

Ich glaube kaum, dass es irgendwo jemanden gibt, der sich über diesen Zustand freut, weil es so unglaublich großen Spaß macht an nichts anderes als den nächsten Keks denken zu können und sich vor lauter Verzweiflung zu erbrechen, weil man das Gefühl hat zu sterben, weil man sich krampfhaft und lebensmüde an der letzten scheinbaren Möglichkeit festkrallt, man könne etwas rückgängig machen.

Aber doch kann ich mir im Nachhinein darüber zustimmen,

dass es vielleicht die nächstgelegene Möglichkeit war, sich selbst mal das sprichwörtliche Brett unverdrängbar vor den eigenen Kopf zu knallen. Und wenn ich das wohl gebraucht habe, dann werde ich auch meine obskuren, pechschwarzen Lebensbild-Linien nicht verfluchen, weil sie sich nicht mehr ausradieren lassen und im Gesamtbild auf den ersten Blick nicht makellos erscheinen, sondern sie vielleicht als einen Grundstein für jede weitere Linie sehen, die ich in Zukunft malen werde.

Natürlich wäre es weiser, klüger oder auch nur angenehmer gewesen, ich müsste mich nicht erst selbst fast ertrinken lassen, bevor ich das verstehen kann und es mag genügend Menschen geben, die das nicht brauchen, aber ich kann es akzeptieren und anerkennen. Und wenn schon.

Bulimie ist weder JA noch NEIN zum Leben – es ist die Unentschlossenheit. Ein Überbrückungszustand, fast wie eine unbewusste Bedenkzeit, ob man wirklich leben will.

Der Hund bellt mich auffordernd an, den Stock vor meinen Füßen fallen gelassen. *Schon gut, Fritzi* flüstere ich ihm zu und er spitzt aufmerksam die Ohren. Kurz streichele ich ihm den Kopf, schnappe den Stock und werfe ihn erneut.

EINFACH TROTZDEM MACHEN!!, steht fett, kursiv und mehr als einmal unterstrichen auf der Vorderseite meines Ordners. Und er steht für jeden Moment, in dem ich weiß, dass ich *genau jetzt* nicht fähig bin, rational zu sein, dass es unsinnig ist, jetzt argumentativ korrekt mit mir selbst diskutieren zu wollen und ich ES, was auch immer es in dem Moment ist, TUN SOLL – damit ich abends in meinem Bett liege und stolz auf mich sein kann, dass ich es geschafft habe, mich in diesen einen Moment, in dem sich entscheidet, ob man kotzen wird oder nicht, richtig entschieden zu haben.

Aus reiner Bewegungslust renne ich ein Stück neben Fritzi her, der es als Aufforderung zu einem Wettrennen nimmt und wie ein Blitz losschießt.
Die Sucht besteht aus zwei Problemen. Und wenn dann zum *Warum* der Sucht auch noch die Sucht an sich, also die Gewohnheit hinzukommt, hat man mit beiden Dingen umzugehen. Es sind zwei Paar Schuhe: Einmal knockt man sich selbst aus und gibt nicht eher nach, als bis der Grund dafür gefunden ist – und einmal steht man dann vor einer zwanghaften Gewohnheit, einer Schein-Problem-Lösung. Die Gewohnheit ist in dem Fall wohl der ätzende Nebeneffekt, mit dem man zwar zu kämpfen hat – der aber zu besiegen ist. Und zwar genau an dem Punkt, an dem man wieder mit ganzem Herzen *JA* zum Leben sagen kann.

Fritzi rufe ich sanft, als ich an einer Weggabelung ankomme. Er bleibt sofort ruckartig stehen und dreht sich aufmerksam zu mir um.
Komm hier lang, Zeit heimzugehen. Er sieht mich fragend an, mit demselben aufmerksamen, freudigen Ausdruck im Gesicht und wartet. Ich klopfe mir mit der einen Hand auf den Oberschenkel und gleich kommt er angesprungen und hüpft erwartungsvoll um mich herum.
Und als ich schließlich nach links abbiege, um ihm zu signalisieren, dass wir heute schon hier drehen und nur die kurze Runde gehen, versteht er und läuft wieder flott vorneweg. Und ich lächele über die Ironie und flüstere den Schneeflocken leise zu … *genau, und immer brav links abbiegen.*

Kraft kommt nicht aus körperlichen Fähigkeiten, sie entspringt einem unbeugsamen Willen. (Mahatma Gandhi)
Wo ein Wille ist, ist auch ein Weg.